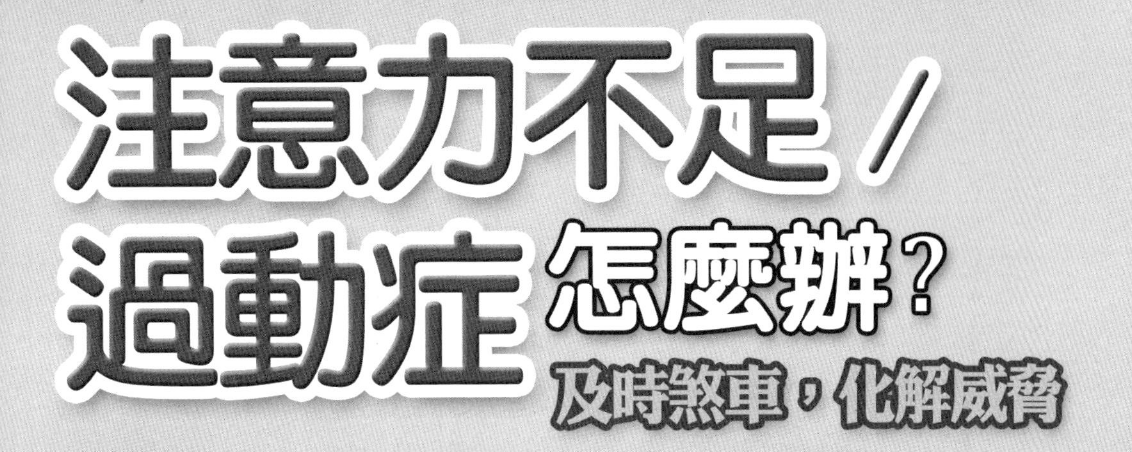


# Putting on the Brakes:

## Understanding and Taking Control of Your ADD or ADHD

Patricia O. Quinn, Judith M. Stern 著

Joe Lee 繪圖／陳信昭 審閱

陳信昭 王璇璣 譯／自然就好心理諮商所 策劃

# Putting on the Brakes

## Understanding and Taking Control of Your ADD or ADHD

## ( Second Edition )

Patricia O. Quinn, Judith M. Stern (Author)
Joe Lee (Illustrator)

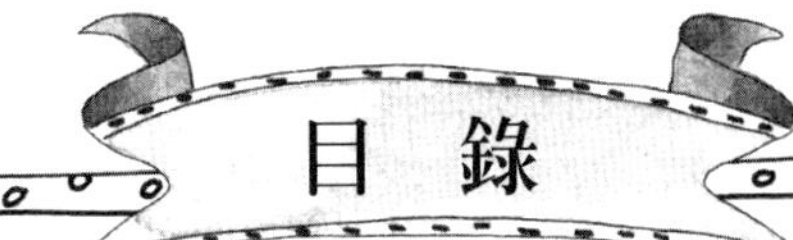

# 目錄

# 前言—給家長與專業人員的話

當青少年或兒童知道他們有注意力不足方面的問題時（即注意力不足症—簡稱ADD，或注意力不足過動症—簡稱ADHD），他們會有很多疑問、懷疑、和恐懼。這是由一位小兒科醫師及一位教育從事者共同撰寫、並針對兒童的需求與疑問的一本書。學齡兒童會重視他們從書上學到的內容，尤其當這些內容能確認或擴充他們從自身經驗或一位他們所敬重的大人身上所獲得的經驗時。兒童需要一再確認自己所罹患的疾病不是只有他們才有。當他們發現有協助可尋，而且他們本身能在自己的治療中發揮重要的力量時，這對他們很有好處。

這些年來，我們從兒童、家長、及專業人員處聽到過去這本書已經幫助孩子們認識自己並找到面對注意力不足／過動症的好方法。這本新版書的目的在於使兒童有控制感並理解這些目標是可以達成的。本書內容包含自十六年前第一版出刊以來，在治療及了解注意力不足症及注意力不足過動症方面的重要進展。本書以兒童易於了解的語言寫成，並提供能用於他們的日常生活中之實際資訊。

此新版本包含關於注意力不足／過動症最新的資訊，包括介紹自本書首度寫成以來的許多重要發展。這些年來，我們對於如何成功控制此疾病又獲得許多知識，而兒童、家長、以及專業人員都能夠從中獲益。本書的原意是使用適於年輕讀者的詞彙來分享這些新進展以及上一版本中的資訊。同時我們也擴充了本書的內容，使它包含更多兒童可以用來幫助自己的一些想法與做法。另外我們也加入一些新的章節，以分享許多處理注意力不足／過動症的新方法。其中我們特別強調讓兒童自己掌握情況，而不是讓他們覺得自己處於不利的情形。

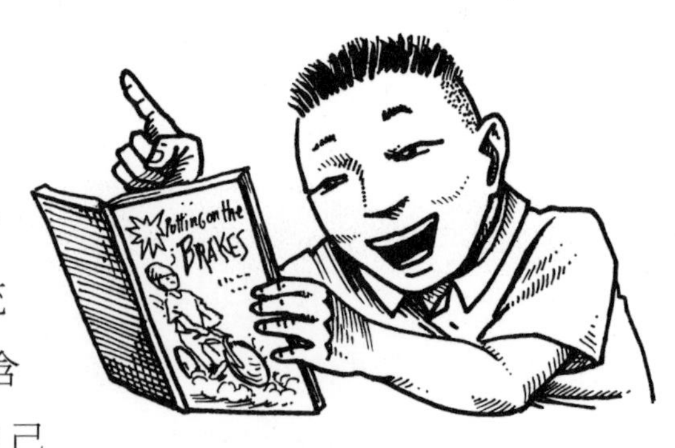


本書是爲年齡介於八至十三歲的年輕讀者設計的。和孩子一起閱讀本書，家長們可以啓動一個提供資訊以及使兒童安心的持續討論。重要的是，當您和孩子一起閱讀和討論時，心中要謹記本書中充滿希望的訊息。依著閱讀能力的不同，本書能由兒童自己閱讀，或由大人爲兒童朗讀。我們也努力解釋書中一些不熟悉或艱深的詞彙。因此，本書的最後提供了一個專用詞彙清單，以便讀者依需要查閱之。

在討論關於注意力不足症時，無論包不包含過動症，我們在本書中都一致選擇使用注意力不足／過動症這個詞彙。我們的立意是讓患有注意力不足症或注意力不足過動症的兒童均可以使用本書，因爲其中的解釋及面對方法都適用於這兩種族群。因此，爲了避免混淆，我們會使用「注意力不足／過動症」來包含這兩種病症。

為了避免一次塞給兒童太多資訊，建議您分章節閱讀本書。如此一來，家長能夠常常藉著與您的孩子討論本書的內容，來幫助他們理解讀過的東西。在討論的過程中，您可以糾正一些誤解、分享個人的見解、或提出進一步的疑問。

我們建議您鼓勵孩子多閱讀本書幾次，因為他們每一次都有可能吸收到額外的資訊。在一位熟知情況大人的指導下，孩子們亦可將本書與兄弟姐妹及朋友們分享。但本書的目的並不在於取代專業的諮商與治療，而被診斷為患有注意力不足／過動症的兒童，應在其生活中持續接受諮商與治療。

在幫助兒童深入了解注意力不足／過動症以及它對他們生活的影響上，老師們、諮商人員、以心理學家可能會覺得本書很有幫助。本書亦可以由專業人士使用來帶領一小群兒童參與，以更深入認識他們的注意力問題。

了解注意力不足／過動症並不是一件簡單的任務。然而，啓動這個進程可為兒童及家長們打開一個充滿正面機會的世界。

—Patricia O. Quinn, M.D.
—Judith M. Stern, M.A.

# 第一部

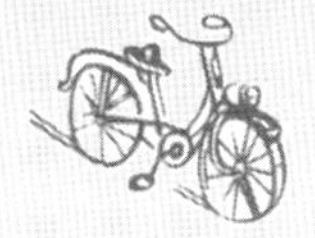

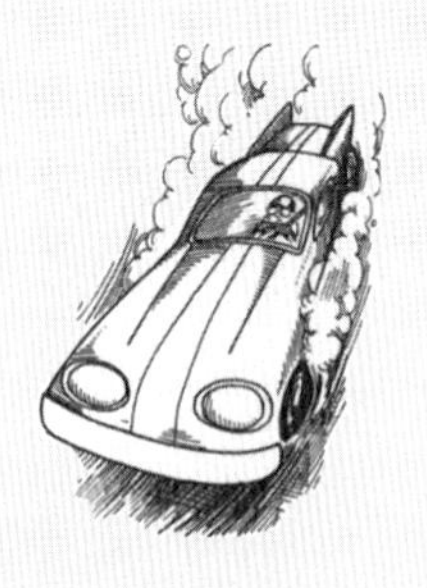

什麼是注意力不足／過動症？

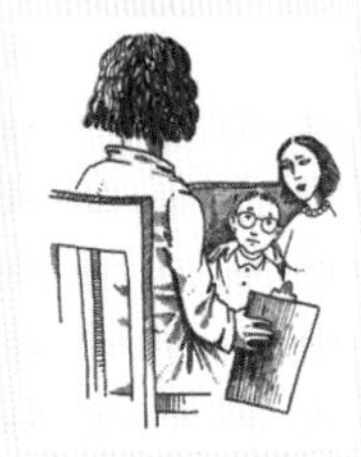

你怎麼知道自己是否有
注意力不足／過動症？

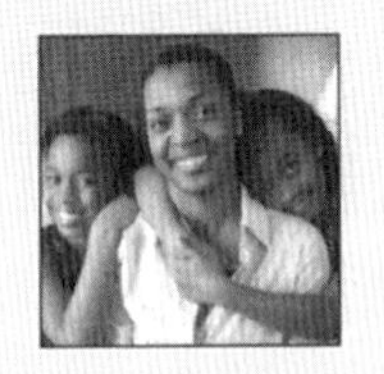

誰會有注意力不足／過動症？

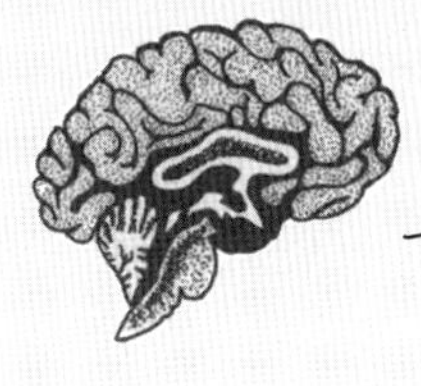

一個有注意力不足／過動症的人，
他的大腦發生了什麼事？

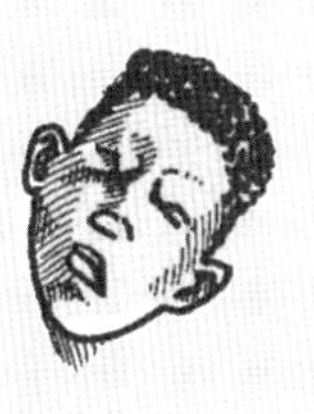

注意力不足／過動症會讓你有什麼感覺？

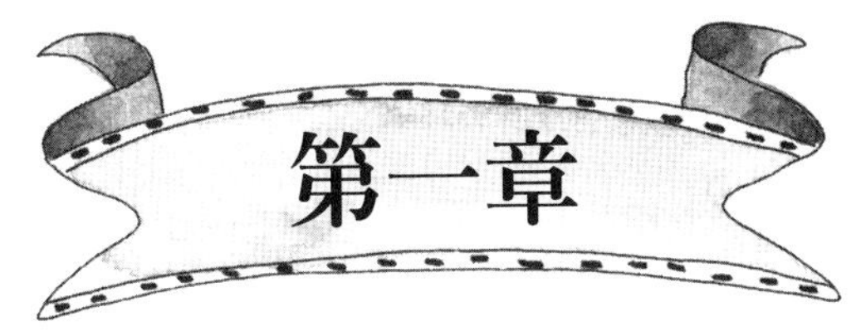

# 第一章

# 什麼是注意力不足／過動症？

想像一下，一輛酷炫的紅色跑車正繞著跑道奔馳。它飛快駛過直線跑道，加速通過彎道，順利進到下一段路，引擎正高速轉動著……**可是**……它卻沒有剎車！當駕駛員要它停下來時，它卻停不下來，也不能減慢到一個安全的速度。所以，它很有可能會衝出跑道，或甚至撞毀！要向別人證明它能停下來，這是很困難的。

如果你有注意力不足症，你就很可能像那輛跑車一樣。你有一部很好的引擎（有強大的思考力）和一個強壯的身體，但你的剎車卻不靈光。即使你知道自己應該安靜或停下來，你可能無法保持安靜或停下手邊正在做的事。

# 什麼是注意力不足／過動症？

不是每一個有注意力缺陷的人都一樣。一個有注意力不足／過動症的人可能會有以下的問題：

無法集中注意力

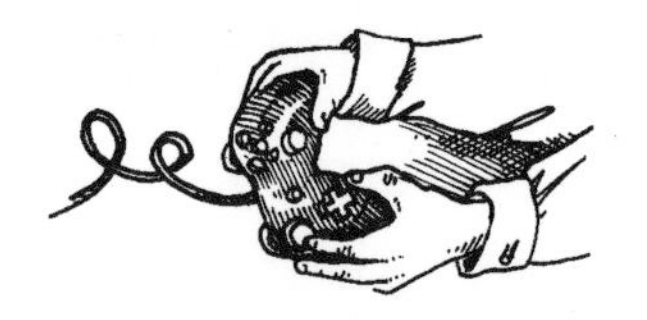

無法將注意力一次集中在一件事上

無法保持安靜

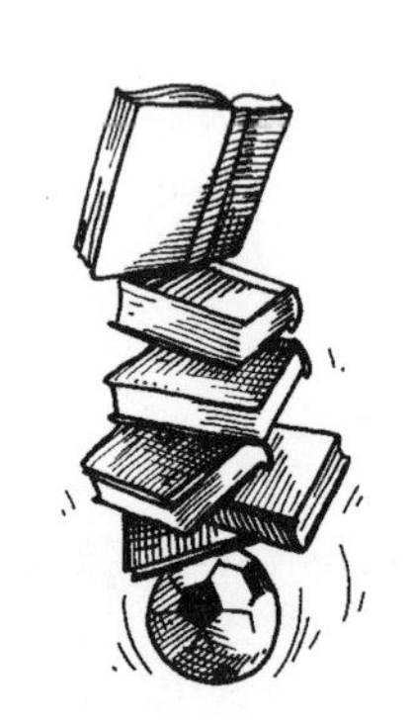

無法在行動之前先想一下

無法注意事情的進展

在學校對學習感到困難

從事治療注意力缺陷兒童的專家們依著不同問題的情況，爲各種不同的注意力不足／過動症命名。這些就是爲什麼有些孩童有注意力不足症，而另一些孩童卻有注意力不足過動症的緣故，因爲它們是不同的問題。

* 其中一種注意力缺陷（**注意力不足型—Inattentive Type**）主要描述的是那些無法集中注意力的孩童（注意力不集中）以及無法專注於一件事的孩童（容易分心）。

* 另一種型（**過動／衝動型—Hyperactive/Impulsive Type**）是指那些必須靜下來時卻無法靜下來（過動）的孩童，以及那些還沒想清楚就行動（衝動）的孩童。
* 最後，許多有注意力缺陷的孩童會同時有上面這些情形。因此，他們罹患的是第三類，即稱爲**複合型—Combined Type**的注意力不足／過動症。

你也許曾經見過或聽過別人用不同的名稱和縮寫來描述這些不同類型的注意力問題，其中注意力不足症、注意力不足過動症、和注意力不足／過動症是最常用的。在這本書裡，我們通常使用注意力不足／過動症去涵蓋所有的類型。無論哪一種類型能描述你的情況，本書會幫助你更進一步了解並掌控你的注意力不足症或注意力不足過動症。

接下來這幾頁會詳細描述有注意力不足／過動症的孩童會面對的一些問題。當你在閱讀時，看看有哪些問題你覺得聽起來很熟悉。

## 注意力不足（難以集中注意力）

如果你無法注意或將注意力集中在任何一件事幾分鐘以上，你的注意力可能很短。如果你只是無法集中注意力，但並不過動，那麼你只是有注意力不足症（ADD）。注意力不足／過動症（AD/HD）這個名稱的前半部就是這樣來的。「不足」的意思是你有的，比需要的還少。

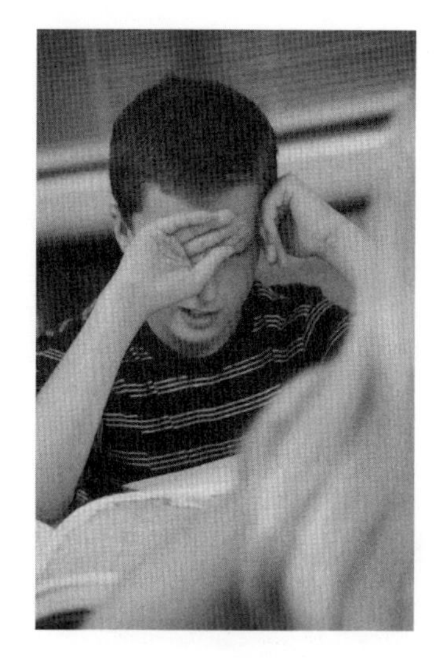

無法集中注意力會影響許多事。它可能會讓你花更多時間來開始寫作業或完成作業。無論在家裡或在學校，如果別人在給指示時你不集中注意力，你就不知道自己該做什麼。和別人談話或在課堂上討論時，無法集中注意力會讓你不知道別人剛剛說了些什麼，結果你會覺得很困惑或挫折。

當我們在做一些我們感興趣的事時，都覺得要專心是很容易的事。所以，要將注意力集中在你喜歡的事上並不困難。上課時，如果你覺得這個科目很有趣，你很容易就可以集中注意力；可是當你覺得一個科目很困難或你不感興趣時，你就很容易分心了。你的父母和師長可能會覺得這很奇怪，他們認爲你應該要隨時都能集中注意力才對。所以，你可能需要讓他們知道你有困難，讓他們知道你什麼時候無法專心。

對於大人一直叫你要集中注意力，你可能會覺得很生氣，尤其是你已經很努力要集中注意力時。即使你付出了這麼多努力，結果可能還是沒有辦法像你自己（或你的父母，或老師）所預期的那麼好。

**容易分心**（難以一次只專注於一件事）

對於一次只專注於一件事，有注意力不足／過動症的孩童比別人感到更困難。一些不相關的想法、意見、場景、和聲音一直會打斷他們的思緒。

當你在寫數學考卷時，你可能會一直想到一場球賽、想到午餐、或其他活動，這會干擾你，並使你無法專注於考試上。當你發現教室裡有這麼多東西可以看或可以聽時，你就會覺得要專心聽老師在說什麼，是件很困難的事。你可能會玩弄桌上的鉛筆，或看著外面有人在割草，而不是專心上課。一隻小鳥在窗外唱歌，或有人走近你身旁，都會使你無法專心聽老師在指派什麼作業。

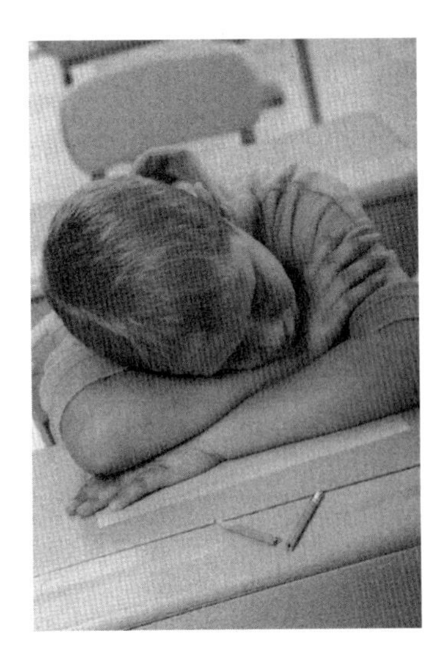

很多孩童說，患有注意力不足／過動症就好像看電視時一直在轉台一樣。他們的腦部無法停留在一個頻道上。由於無法專注，有時候，你會錯過周圍發生的事。當很多思緒不斷先先後後出現在你腦中時，它們會干擾你去做你正試著要做的事。

**過動**（難以安靜下來）

如果你有過動的情形，你可能很難安靜下來，你會想要一直動個不停。固定坐在一個地方尤其困難，這會讓你覺得很煩躁不安。你會想要站起來、東摸西摸、走來走去。如果不能走來走去，這會讓你覺得很生氣、焦慮、疲倦、或想睡。有些過動兒會一直不停說話，不讓別人有任何開口的機會。

一直被別人叫要安靜下來或不要動，會讓人感到很挫折。就像那輛沒有剎車的跑車一樣，即使你想讓它停下來都不行。

**衝動**（難以先想一下再做）

有時候，你會完全想都不想就做出或說出一些事。你可能會將腳踏車騎到爸媽心愛的花園裡；或在班上沒有舉手就大聲喊叫某位同學的名字；或考試時，沒有等別人將指示說明完畢，你就開始動筆。你可能會中斷別人說話，或腦中一出現什麼就馬上講出來，無論那是什麼！

完全不假思索就做出或說出一些事——沒有剎車可以讓你停下來——稱爲衝動行爲。

別人會問你：「你爲什麼要那樣做？」在當時那一刻，你可能不知道爲什麼，或者你會說：「我不知道。」可是在想了一會兒之後，你也許能夠討論自己到底做錯了什麼。但下一次，你還是會忘記「做之前要先想一下」。對你自己和身邊其他人而言，這會令人感到很沮喪。

**沒有組織**（難以注意事情的進展）

有注意力不足／過動症的孩童可能會很沒有組織。要記得屬於自己的東西、學校作業、**到期的日期**、或要做的家事，對他們而言可能是個大問題。你可能比別人更會弄丟東西。你可能不知道該如何注意時間，或如何好好管理時間。每天早上，你可能會突然發現自己沒時間了。校車已經來了，而你卻還沒準備好。你可能會忘記一些家庭作業，或忘了帶某本課本回家，而不能做那項功課。結果，你就無法準時交作業。或者，你會將功課拖到最後一分鐘，然後匆匆忙忙完成它。你交上去的功課不能顯出你眞正會的事。如果你早一點開始做的話，你也許能做得更好。當你拿回改過的作業，發現上面被改得滿江紅，要修正很多地方時，你可能會覺得很失望，因爲你知道自己原本可以做得更好。

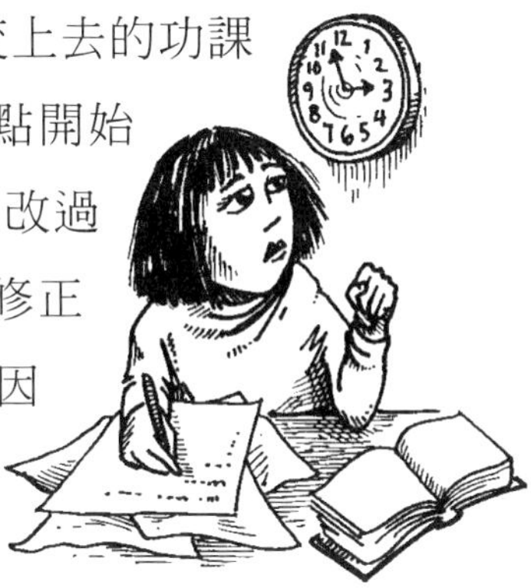

**學習困難**（在學校對學習有困難）

因爲這些問題，有注意力不足／過動症的孩童在學校可能會有學習困難。有時候，對他們而言，要做閱讀和寫作方面的作業，或學數學，會比其他人難得多。如果你覺得自己就是這個樣子，你可能在學習方面需要一些額外的協助。你和其他孩子一樣聰明，但你可能需要一位家庭老師或教練來幫助你組織事情，或協助你做功課。

一些有注意力不足／過動症的孩童可能在某個科目領域，例如閱讀、數學或寫作方面，會有**學習障礙**。這表示，雖然他們有在學，卻比他們的智力和班級水準該有的程度低一級。你可能在其他科目都表現得很好，但在某個科目卻有學習障礙。或者你可能在好幾個科目都有學習障礙。當這些困難和注意力不足／過動症結合在一起時，學校的生活就會變得加倍困難。因此，有注意力不足／過動症或學習障礙的孩童可以與一位學習專家或安親導師合作，幫助他將有困難的那一科能有所進展。因爲現在的老師已經知道很多好方法可以幫助有學習困難的學生，學校也可以提供額外的協助，讓這些學生能在自己班上有更好的成績。

大部分有注意力不足／過動症的孩童會有許多疑問。

為什麼在某些日子我比較能夠集中注意力？

只有我一個人有這種問題嗎？

我怎麼知道自己有注意力不足症或注意力不足過動症？

我的頭腦有問題嗎？

為什麼我會這樣？

在這本書裡，我們會嘗試回答你的問題。

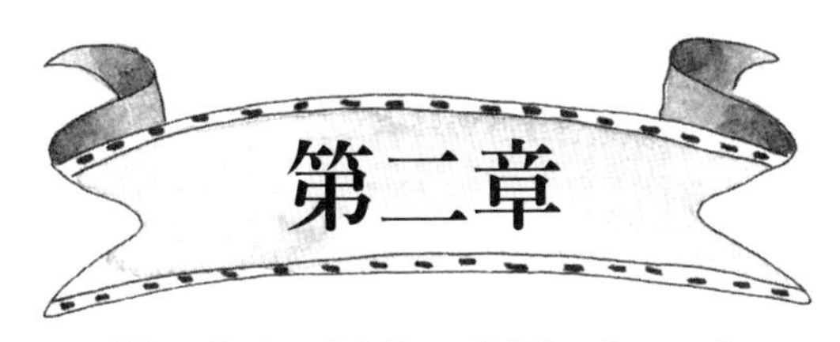


# 你怎麼知道自己是否有注意力不足／過動症？

我們每一個人偶而都會有一些前面提到的問題。當你心裡想著

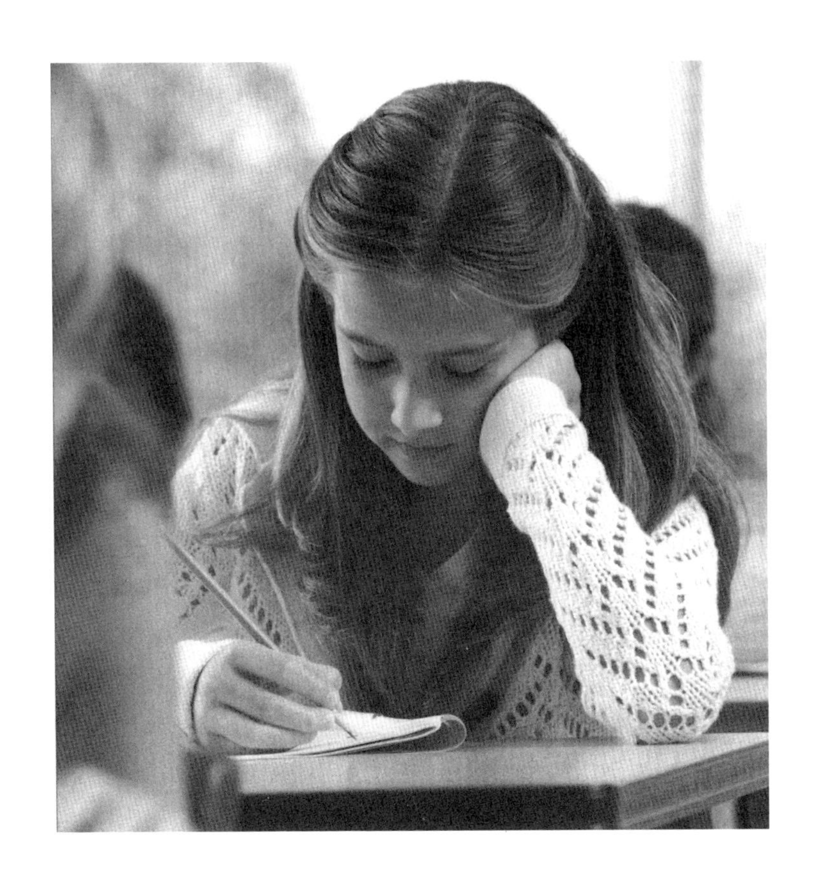

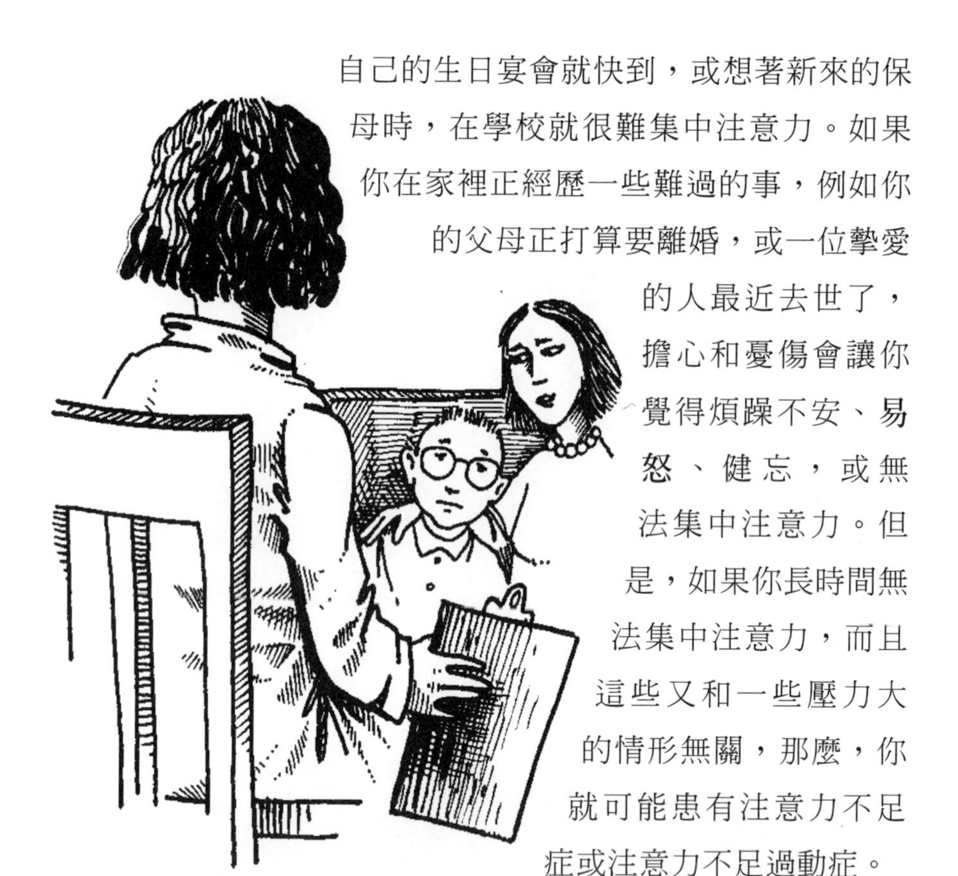

自己的生日宴會就快到，或想著新來的保母時，在學校就很難集中注意力。如果你在家裡正經歷一些難過的事，例如你的父母正打算要離婚，或一位摯愛的人最近去世了，擔心和憂傷會讓你覺得煩躁不安、易怒、健忘，或無法集中注意力。但是，如果你長時間無法集中注意力，而且這些又和一些壓力大的情形無關，那麼，你就可能患有注意力不足症或注意力不足過動症。

專門從事這個領域的專業人員可以判斷你是否眞的患有注意力不足症或注意力不足過動症。這些專家包括兒童精神科醫師、兒童心理師、小兒神經科醫師，這都是認識注意力不足過動症的不同科目專業人員，而且他們都可以幫助患有注意力不足過動症的孩童。

要判斷你是否患有注意力不足症或注意力不足過動症，你要去看醫生、諮商師或心理師。有時候，你會需要拜訪不只一位專家。在這些會面中，這些專家會測試你怎麼學習和你的專注力。

這些測試可能會做上好幾個小時。這些專家也會和你的父母和老師談話。他們會要求你的父母和老師填寫一些描述你的行爲、注意力和學習能力的相關表格。在蒐集好這些資料之後，專家才會決定你是否有注意力不足症或注意力不足過動症。

# 第三章

# 誰會有注意力不足／過動症？

你能分辨出這班裡的學生誰有注意力不足症或注意力不足過動症嗎？你不能，因爲有注意力不足／過動症的孩子看起來就和其他人沒什麼不一樣。

大約每15或20個孩童中，就有一個有注意力方面的問題，而這會影響到他們的學習或行爲。在美國，大約有440萬學童

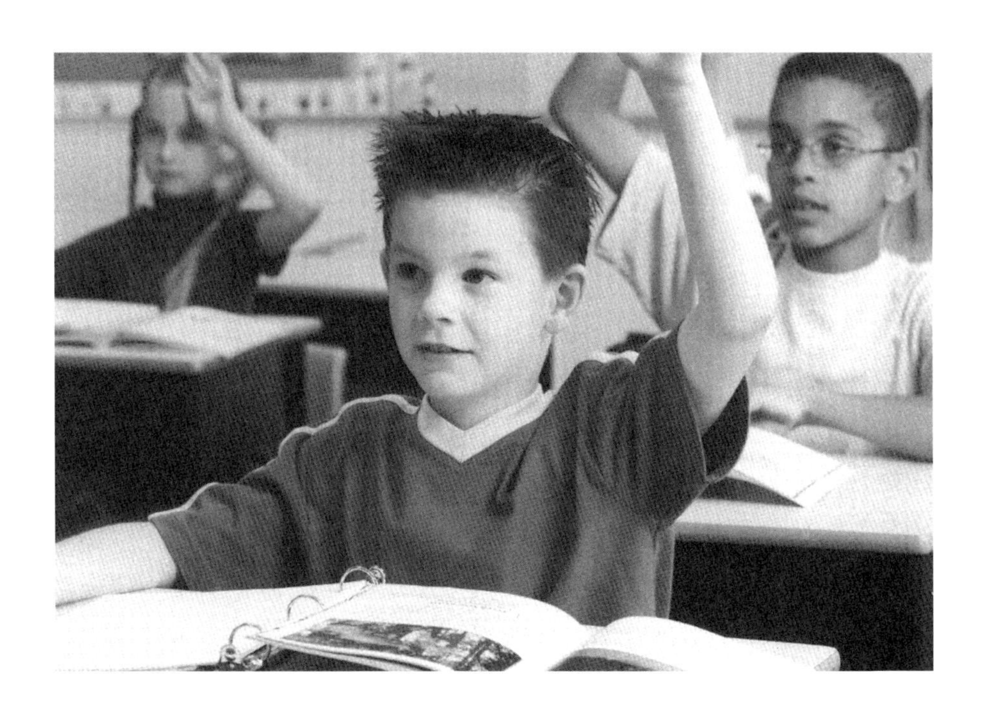

被認爲患有注意力不足症或注意力不足過動症。所以，一個有20個學生的班級，就可能有1到2個學生患有注意力不足／過動症，而且男孩和女孩都有可能患有注意力不足症或注意力不足過動症。我們也知道，世界各地都有孩童患有注意力不足／過動症。你知不知道，這本書的前一個版本已經被翻譯成很多種語言，使世界各地的孩童都能認識自己的問題？

你可能沒辦法很容易就指出患有注意力不足／過動症的孩童，因爲他們看起來就和其他人沒什麼兩樣。以前，人們都以爲有注意力不足／過動症的孩童很容易就可以看出來，因爲他們都會過動。但現在，我們知道很多有注意力不足症的孩童並不會過動，所以就更難分辨出他們了。

雖然和班上其他沒有注意力方面問題的同學相比，你可能會覺得自己有些不一樣；但如果你想想，全世界有這麼多和你年齡相仿的孩子都有注意力不足／過動症，你就發現自己有很多同伴。

## 男孩和女孩身上的注意力不足／過動症

很多人以爲只有男孩有注意力不足症或注意力不足過動症。錯！這絕對不是事實。女孩也會有注意力不足／過動症。有注意力不足／過動症的男孩和女孩都會覺得無法安靜坐著，而且他們會喜歡動來動去。但通常有注意力不足／過動症的女孩比較有注意力方面的問題，而不是過動。如果女孩有過動的現象，她們表現的方式是會說很多話或無法控制情緒。無論她們的症狀是什麼，有注意力不足／過動症的女孩和有注意力不足／過動症的男孩一樣，在家裡和學校都會有困難。

## 你家人身上的注意力不足／過動症

注意力不足／過動症可能是遺傳的，所以你可能會發現家裡有其他人也有同樣的問題。如果是這樣，你可以和這些親戚談談你的注意力不足／過動症，因爲他們很能理解你的感受。

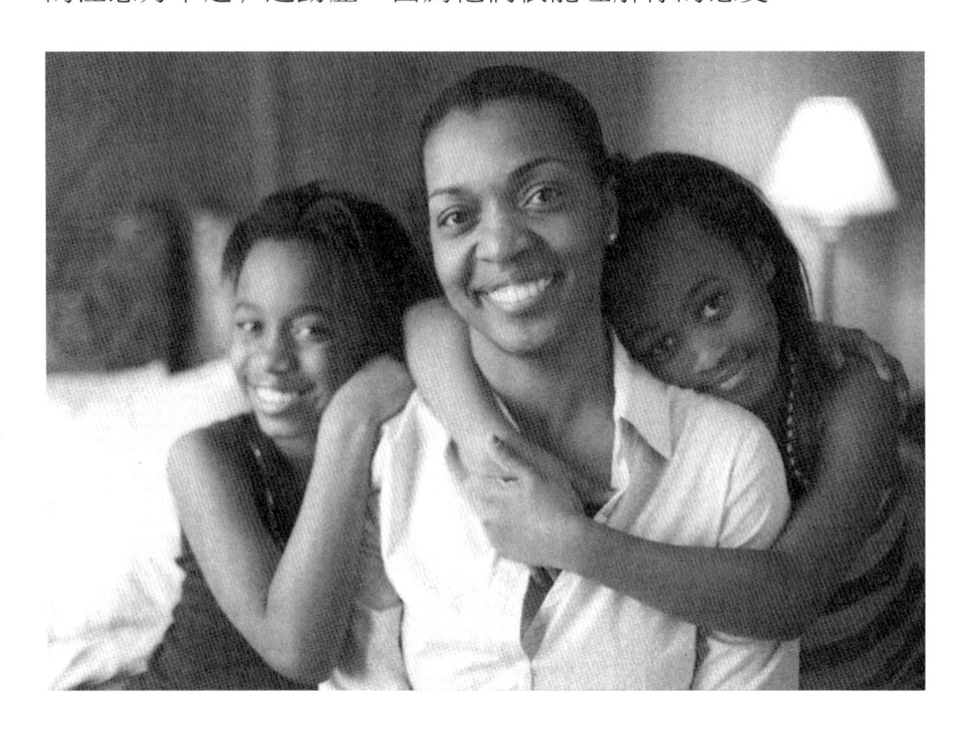

# 第四章

# 一個有注意力不足／過動症的人，他的大腦發生了什麼事？

我們的大腦由不同的區域組成，每一個區域都有它自己的工作。大腦的外層稱爲**大腦皮質**，大部分的思考和學習都發生在這個大腦區域。這也是儲存記憶的地方。

在皮質層之下，有一個區域叫做**下皮質**。下皮質幫助你保持警醒，並協調腦部各種活動。它包含了一個傳遞系統，這個系統要做很多工作。傳遞系統從你的感官（比如：聽覺、視覺、觸覺）接收訊息，並決定這些訊息是否要到皮質層去。它告訴你哪個時候該把注意力集中在什麼事上，並傳遞訊息去「啓動」大腦的一些部位，包括剎車和抑制系統。你的情緒中心（生氣、害怕、快樂、興奮等）以及報酬系統（當一些事情讓你覺得舒服或開心時，這個大腦部位就會很活躍）也在這一層裡。這也許能夠解釋爲什麼當你喜歡某個活動，

大腦皮質
下皮質
脊髓
腦幹

或當你知道你完成某件事之後就會有獎勵時，你就比較能夠集中注意力。

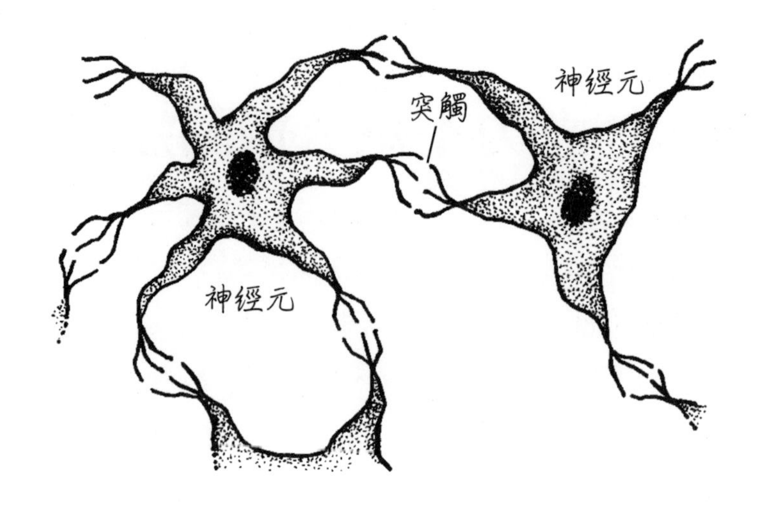


我們的腦部由許多稱爲神經元的細胞所組成。雖然這些細胞一起合作，但事實上它們並不互相接觸，它們被一些稱爲**突觸**的微小空間細胞隔開。藉由將一個化學訊息傳送經過這個空間，神經細胞可以彼此傳遞資訊或消息。這些傳遞訊息的信差就稱爲**神經傳導物質**（neurotransmitters）。

爲了讓神經細胞將消息傳送給它周圍的其他細胞，必須要有足夠的神經傳導物質（信差）來執行這個工作，而且這些信差必須待在突觸（空間）裡夠久，來與周圍每一個細胞周圍的**接受器**結合。神經傳送素與接受器的結合就像將一把鑰匙插到一個鎖裡一樣。當神經傳導物質（作用像一把鑰匙）剛剛好插入這接受器（作用像一個鎖）時，它就打開門，讓消息通過。

腦部正常運作的時候，就有足夠的神經傳導物質來啓動細胞，並將消息傳送到它們該去的地方。但一個患有注意力不足症或注意力不足過動症的人，他的大腦裡卻不是一直都是這樣的。那些要踩剎車、或慢下來、或要集中注意力的消息沒辦法很有效率地通過。於是，這個人就可能不先想一下就採取行動（衝動），或很容易受其他事情影響而分心（容易分心）。

為什麼一個有注意力不足／過動症的人，他的大腦傳導（運送）消息的效率會這麼差？科學家對這個現象提出一些解釋。當科學家們掃描（照相）有注意力不足／過動症的人的大腦時，他們發現，那些控制注意力和協助事先計畫的區域沒有正常運作，或發展得比較緩慢。因此，就沒有足夠的神經傳導物質來啓動這些區域裡的神經細胞，並使這些細胞一直維持在啓動的狀態，讓它們能做自己的工作。

科學家也發現，每一個細胞裡都有一個系統能將神經傳導物質從突觸（空間）取走，並將它送回原本送出這些神經傳導物質的神經元（細胞）裡，這就稱為**傳輸系統**。一些患有注意力不足／過動症的人似乎擁有太多的運輸工人（蛋白質），這使得神經傳導物質能夠將消息送給周圍的細胞之前，就已經被帶回自己的細胞裡。如此一來，大腦的其他部位就無法做它們的工作。這個現象能夠幫助解釋為什麼有注意力不足／過動症的孩童無法

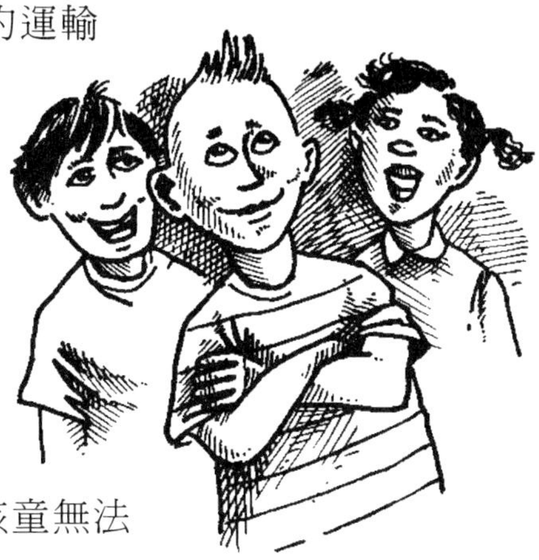

集中注意力或組織事情。這也能解釋爲什麼他們會很健忘，會弄丟東西，或一動起來就好像沒有剎車一樣。

科學家也知道，這些與神經傳導物質有關的問題會影響一個人的大腦運作，例如：學習或記憶，但它卻不影響這個人的智力、人格、或創造力。有注意力不足／過動症的孩童和其他孩童一樣聰明、有天賦、健康。

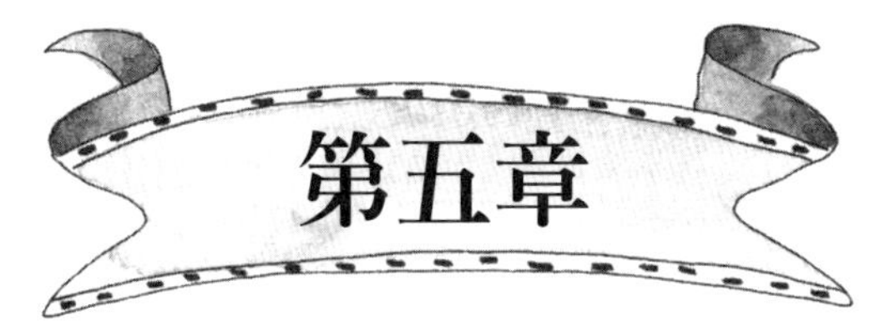


# 注意力不足／過動症會讓你有什麼感覺？

有注意力不足症或注意力不足過動症的孩童會有很多種不同的想法和感覺。有時候，你會覺得：

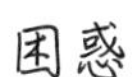


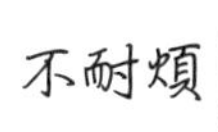


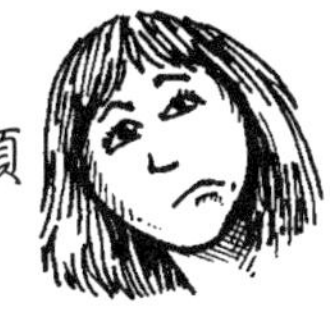

笨笨的

負擔過重

煩躁不安

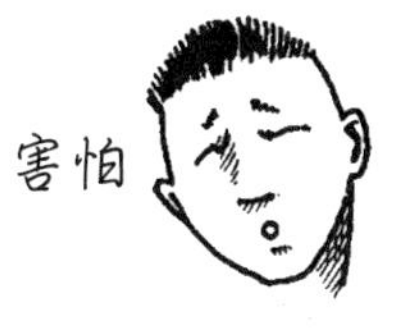

害怕

生氣

挫折

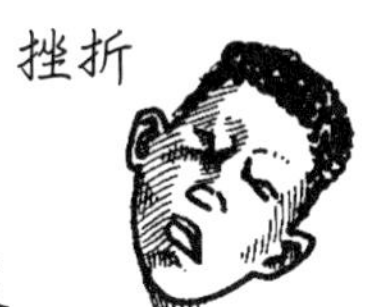

被誤解

被嘲笑

緊張

擔心

專門被找麻煩

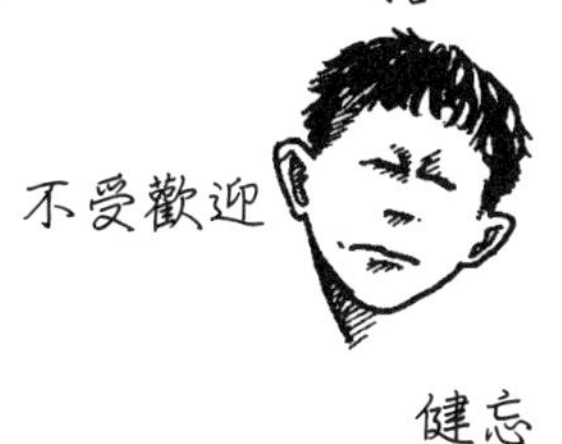

不受歡迎

迷失

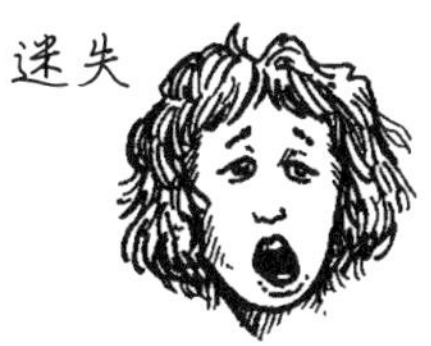

健忘

**讓我們來看看造成這些感受的原因：**

* 如果你分心或漏失重要的資訊時，就會覺得很困惑。即使你很仔細地看著或聽著，有些資訊似乎永遠到不了它必須進到你大腦的地方。

* 當你必須安靜坐著，或做一件你覺得很無聊或不感興趣的事時，你就會覺得煩躁不安。

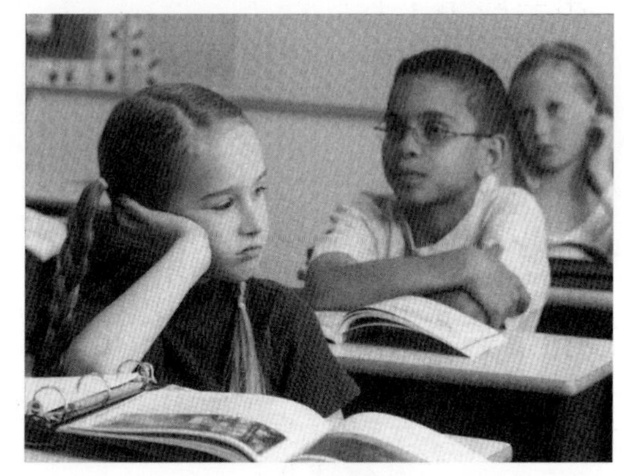

* 你可能會覺得沒有耐心，而且覺得等待是一件很困難的事。你可能會在上課時大聲叫出答案，或在遊戲時沒有耐心等待輪到你的份。如果你很衝動，你會在眞正了解要做什麼之前，就已經開始著手去做。你可能會在學校匆匆忙忙做完功課，但事後完全不再檢查一遍，結果，你會犯很多粗心的錯，拿到很低的分數。然後你會覺得很沮喪、很生氣，因爲你眞的知道那些正確答案。如果這種情形常常發生，每當你知道考試快到時，你就會覺得害怕或擔心。結果，你愈緊張，就愈難集中注意力。

* 你可能會覺得要唸書和考試很困難。即使你提前去複習功課，但只要考試一開始，那些資訊不知怎麼的都「消失」了！然後你就覺得自己很健忘、笨笨的。

* 如果你的父母責罵或嘮叨你的次數比嘮叨其他兄弟姐妹的次數還多，你可能會覺得他們專門在找你的麻煩。你可能比其他家人更需要有人提醒，因為你的衝動行為有時候會很不安全。你父母在乎你的安全和快樂。他們嘗試幫助你做一些他們認為對你有好處的事，但有時候，你會覺得他們只是在嘮叨找碴。

* 你可能會覺得自己不受歡迎。如果你常常在思考前就做出或說出一些事，其他孩子可能會不喜歡和你在一起。玩遊戲的時候，你可能沒有耐心等輪到你再玩，結果其他孩子就不喜歡和你做朋友。如果你常常一團糟或從來都不能安靜地坐著，你可能會被其他人嘲笑。這些都會讓你覺得自己被人誤解。

**現在，告訴你一些好消息**

有注意力不足／過動症的孩童就像其他孩童一樣聰明。注意力不集中並不影響你的智力！

　　有注意力不足／過動症的孩子也有很多好的感覺。你可能會覺得：

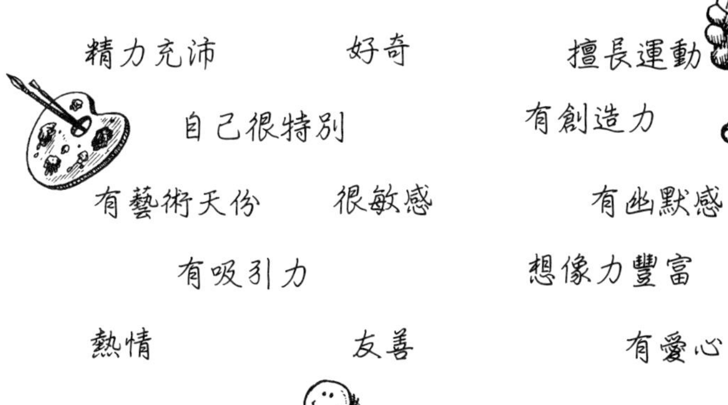

## 你的感覺是什麼？

有注意力不足／過動症也有一些好處：

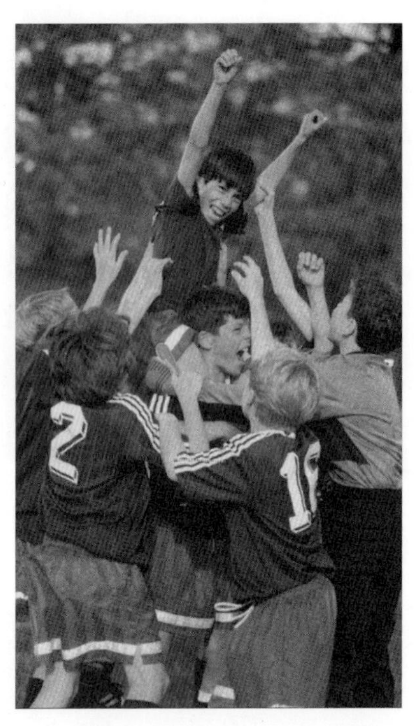

* 你可以用很正面的方式善用自己額外的精力和熱情。你可能喜歡跑跑跳跳、運動或跳舞。你可能非常有運動天賦，而且別人會因爲你有這些長才而尊重你。

* 你可能是一個非常有創意的人，而且有很多好點子。你的好奇心和想像力可以幫助你以一些別人眞正讚賞的方式去做一些事。

* 你可能具有藝術天賦。

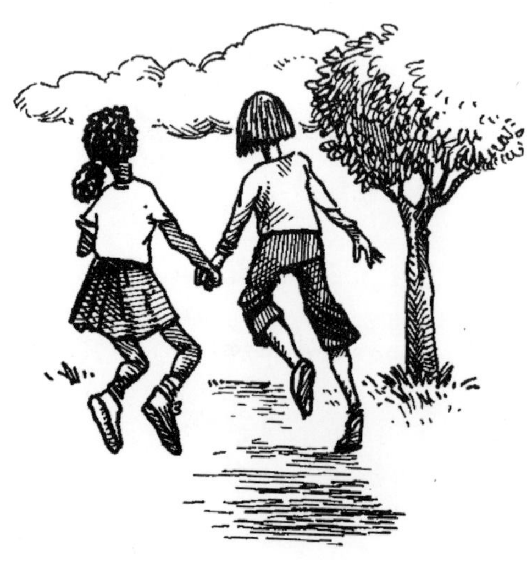

* 你可能非常幽默，並常常使人發笑。

* 你可能會特別敏感而且又有愛心，常常能夠注意別人的感受。

* 你可能很喜歡幫助別人，而且非常友善。

當然，有注意力不足／過動症的孩子就像其他孩子一樣，具吸引力、聰明、特別、快樂。

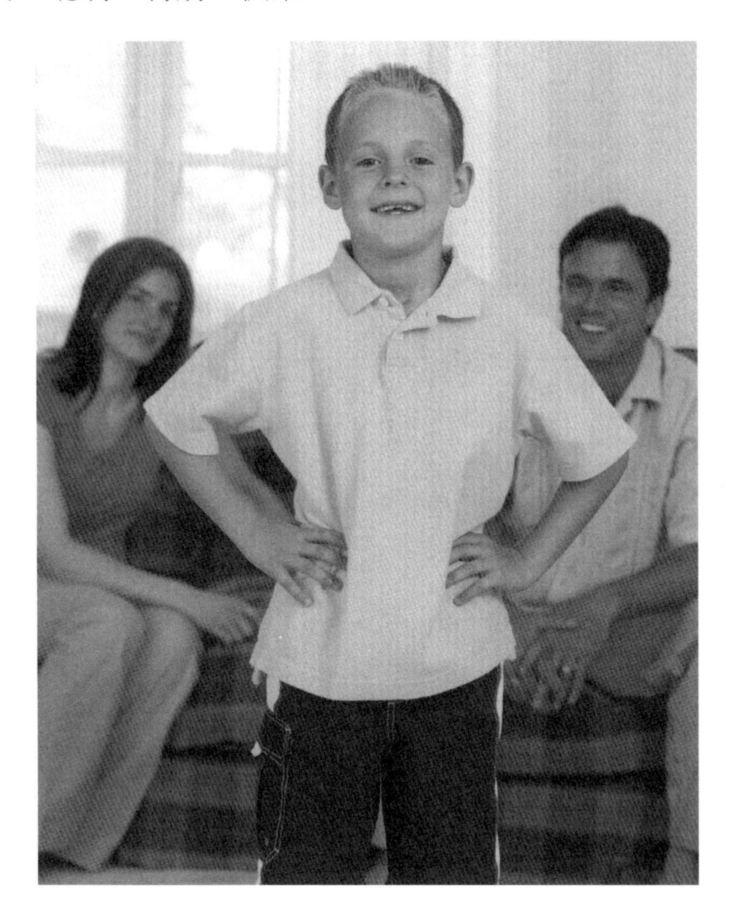

**更多好消息！**

因為你很年輕就開始面對注意力不足／過動症的問題，你已經對自己有很多認識。你有認識自己的強處和弱點這個優勢。你知道該如何努力解決問題，達到自己的目標。

現在，既然你已經對注意力不足／過動症有進一步的認識，本書的下一個部分將會告訴你一些方法，教你如何踩剎車並讓你覺得更能掌控自己的生活。

# 第二部

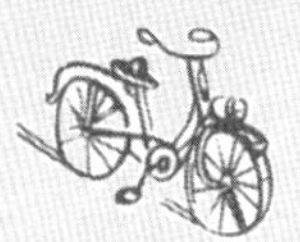

# 掌控注意力不足／過動症

處理注意力不足／過動症

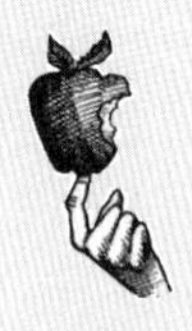

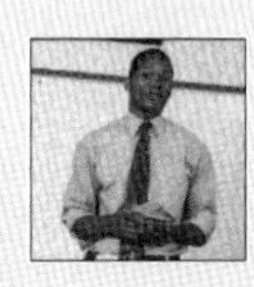

建立支持團隊

一起合作來管理你的行為

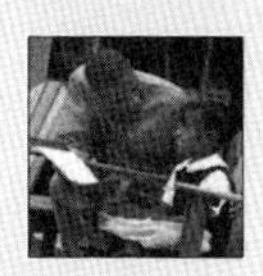

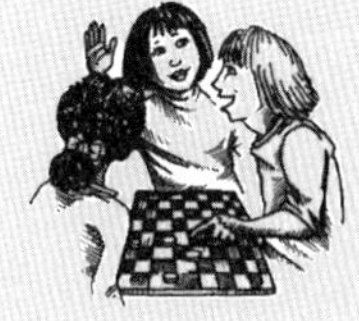

當別人的好朋友

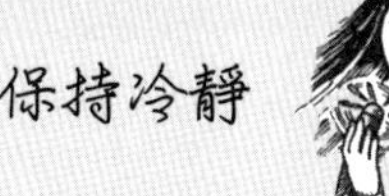

保持冷靜

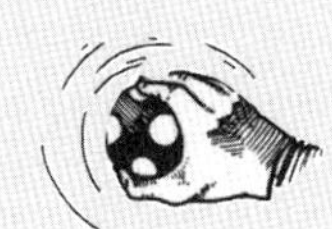

保持專注

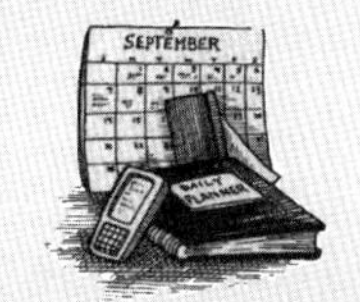


改進學習和組織技巧

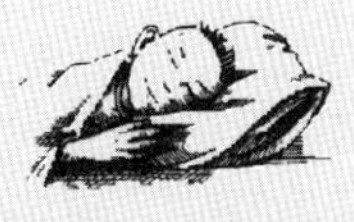

照顧自己

認識注意力不足／過動症的相關用藥

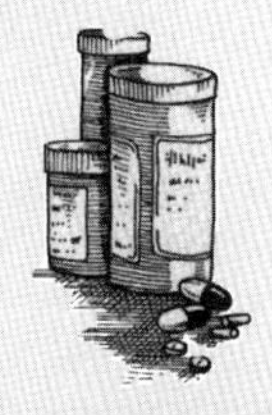

# 第六章

# 處理注意力不足／過動症

假如你有注意力不足／過動症，你必須知道還是有很多方法可以讓日子好過些。治療注意力不足／過動症有好幾個步驟，而且需要團隊合作。你可以自行用某些方法控制注意力不足／過動症，但也有許多人能幫你的忙。接下來的章節要談的是你、父母、老師、醫生和其他專業人員要怎麼同心協力治療你的注意力不足／過動症。

要成功地處理好注意力不足／過動症，你必須學習與人互動的新模式。你可能會想用用看許多新的方式來控制自己的行為，並改進你在學校的表現。專業人員會建議你很多治療注意力不足／過動症的不同辦法；有些專科醫師會**開藥**改善注意力和過動；其他人可能會建議你和**治療師**談談，或和校內**資源班老師**（或**學習專家**）或校外的**安親導師**（tutor）一起合作來解決問題，或讓學習變得容易點。

照顧好自己、有充足的運動、選擇健康的飲食，你也能幫自己很大的忙。你還可以學些新方法來控制憤怒和釋放壓力。班上老師和安親導師可以幫你學到一些更有條理的新辦法，讓你的功課進步，做事更專心。

現在有很多關於注意力不足／過動症的好消息，所以只要你知道自己有這個問題，就可以和你的團隊開始合力讓生活變得更美好。

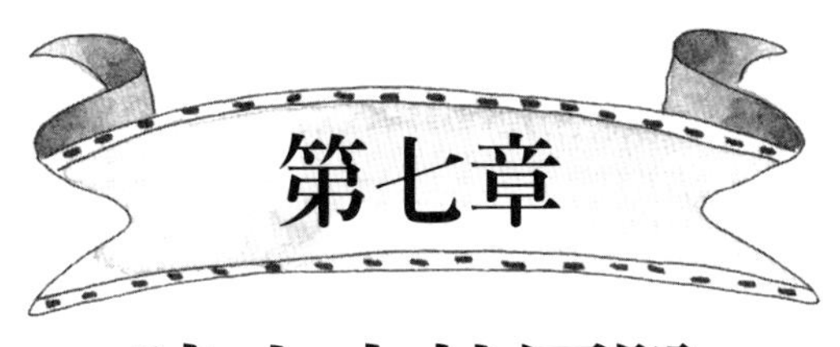


# 建立支持團隊

這輩子，我們都需要能夠看出我們特殊之處，而且能夠幫助我們度過難關的朋友。有注意力不足／過動症的小朋友也需要人支持。很重要的是，你要知道自己不必事事單打獨鬥，你有很多方法可以得到額外的協助。

這裡有些注意力不足／過動症的小朋友用來尋求支持的辦法：

我每星期都會打電話給住在另一個城市的奶奶。她總是很高興聽到我做了哪些好事，而且每當我碰到難題的時候，她都會給我很有用的建議。

我們家的人幫我的方法是聽我說我的困擾，然後陪我做功課。

只要我想談談最近遇到的問題或心裡的感覺，就會去找學校的輔導老師。

放學後我和其他小朋友一起參加團體。我們和一位諮商師一起努力，他幫我們了解自己的問題，並喜歡自己。有時候諮商師也會和我們的家人一起探討有哪些可以幫助我們的新方法。

我跟治療師面對面討論內心的感受；對於困擾我的問題，我們也會討論有沒有新的解決辦法。

每個月我都去找學校老師談幾次話，老師會在功課上多幫我一點，還有看看我是否漏了哪些該做的事沒做。

醫生會幫我。他開藥幫我更專心、集中精神。

## 你的支持團隊

若有注意力不足／過動症，只要多一點點助力，就可能產生很大的不同。看看四周，你會發現很多人能提供你所需要的協助。根據你的需要，有很多不同的人會加入你的支持團隊，這些人可能包括你的父母、老師、諮商師、安親老師、教練、治療師，還有醫生。

家人是支持團隊很重要的成員。父母能陪你一起解決你在生命的不同階段中遇到的困難，他們可以教你寫功課、建議你怎麼有條理地把事做好，也會想些辦法來幫你提高專注力。將煩惱的事和父母或其他長輩討論，可以提供他們必要的資訊來幫你解決這些困擾；這也是個讓父母親知道該怎麼幫你的好方法。

學校老師每天都和你一起上課，所以他們很了解你的學習以及跟同學相處的情形。跟老師約個時間私下聊聊，這樣你們就可以一起找出辦法讓你在課堂上有良好表現，隨堂和家庭作業也能寫得好。

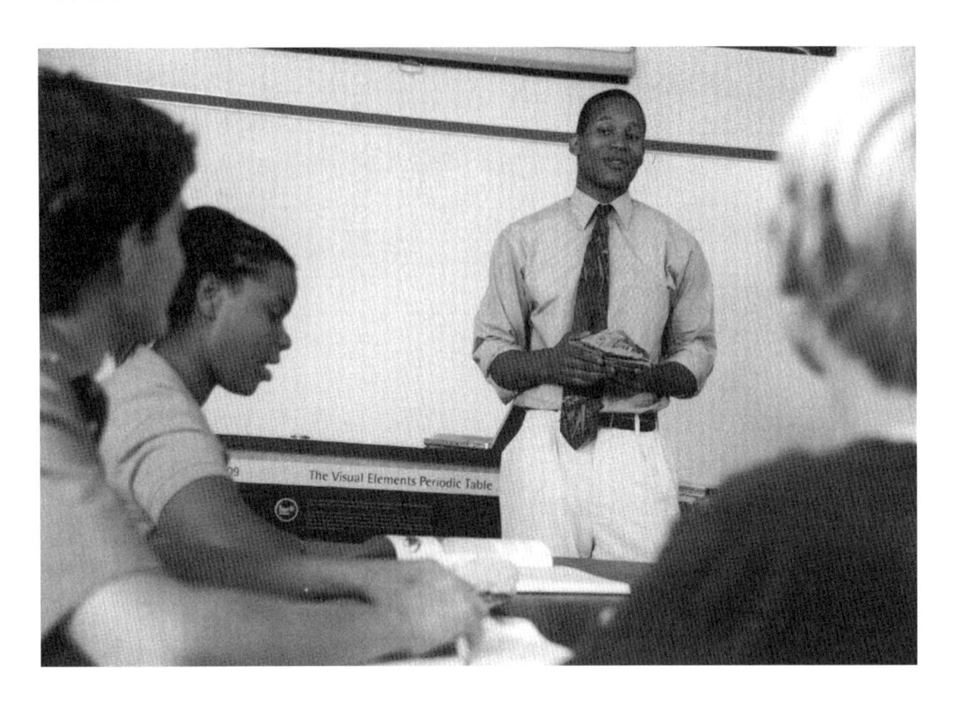


資源班老師（或學習專家）、安親老師和教練指導很多有注意力問題的小朋友。他們會提供建議，像是如何提升組織技巧、跟上學業，還有如何照著指示做等等。因為他們常和你一對一或是在小團體裡一起工作，他們真的會漸漸了解你，幫你找出符合你獨特需求的策略。

學校**諮商師**可能會和家長或導師開個會，提供他們一些點子，好讓他們在家、在學校幫助你。有些注意力不足／過動症的

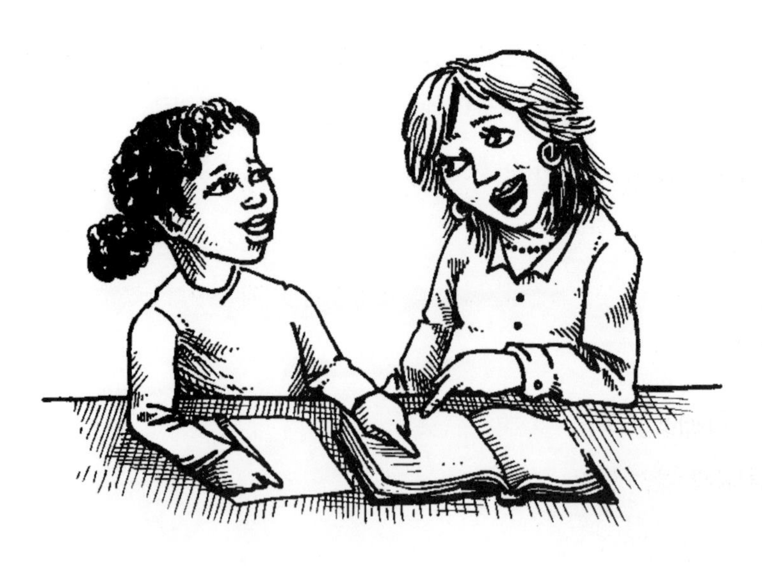

小朋友跟諮商師會談，學習怎麼跟別人和睦相處，怎麼交朋友。

有注意力不足／過動症的小朋友也可以跟校外的治療師（臨床心理師、諮商師、或社工）會談，以便進一步了解自己，並找到解決問題的辦法。

和治療師談話讓你有機會探索心裡很多不同的感受。治療師能提供建議，幫助你在許多方面更進步，像是學習控制脾氣、交朋友、和家人相處，還有被取笑的時候該如何應變。治療師會和你一起努力，陪你處理那些注意力不足／過動症帶來的麻煩，這樣你做事就有了條理，不會失控。治療師也可以和你的爸媽談談，幫助他們多了解你一點，建議他們該怎麼協助你度過學校和家庭生活。

與治療師會談的時候，你可以完全信任他們，想到什麼就說什麼。當你提出讓你傷腦筋的事或者你希望發生的事，治療師會引導你想出接下來該怎麼做。治療師會陪著你，隨時協助你把事情變得容易些。

醫生會確保你的健康狀況，必要時也可以開點藥，好幫你處理注意力不足／過動症的症狀。你要規則看醫生做檢查，也要告訴醫生你的感覺。如果有不舒服的藥物副作用或是其他問題，一定要提出來。

「團隊」裡的每個人都會盡力做好自己的工作，但，你，絕對是這個團隊裡最重要的人。你的想法加上大家的通力合作，就會產生正面的轉變。

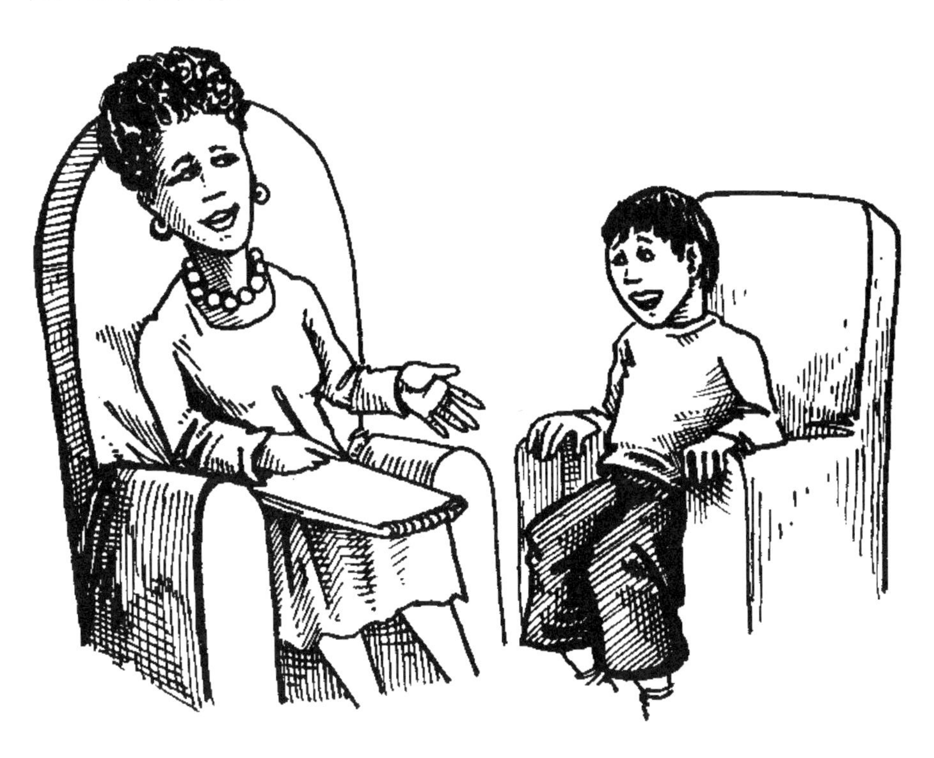

# 第八章 一起合作來管理你的行爲

爲了幫你從注意力不足／過動症手上奪回主控權，有效的辦法是和家長與其他專業人員共同建立一個能幫你管理行爲的系統，這個有結構的系統在你表現好的時候會提供獎勵。只要幾個簡單的步驟，父母和老師可以同心協力設計一個計畫，幫助你管理行爲，讓你覺得一切都井然有序。

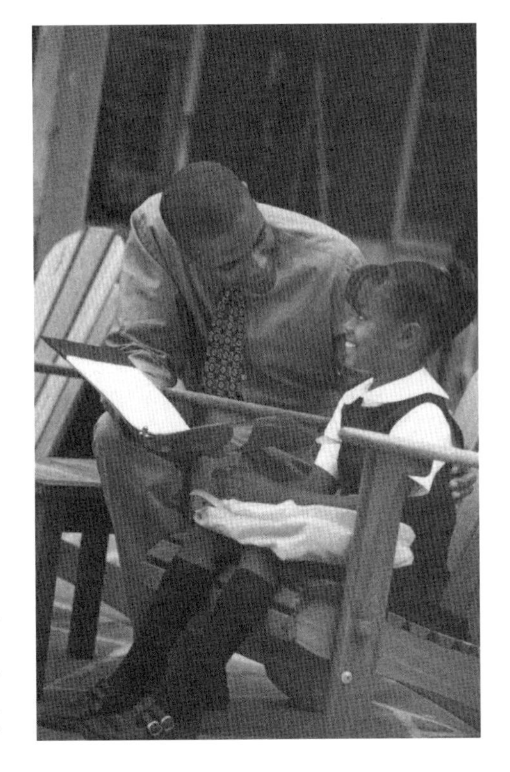

除了學著保持冷靜、掌控憤怒和挫折（見第十章），練習在各種情境中處事有彈性也很重要。想學習在困境中控制自己的新辦法，可以和爸爸媽媽開會，會議中利用腦力激盪思考有哪些方法能解決與人相處的問題，學習如何協商（和人討論以達到共識），還有想想如何用大家都接受的方式

下決定。透過練習，你和家人相處會更和諧，當然也可以把這些方法用在和朋友相處的時候。

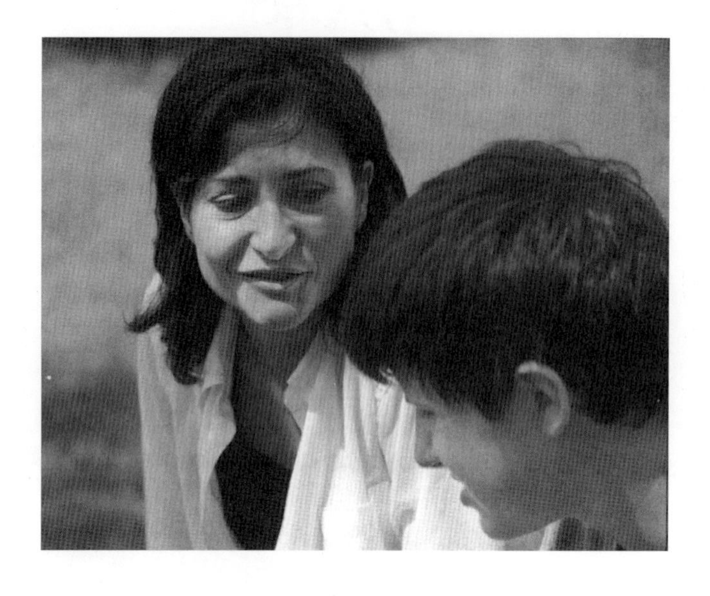

和父母、老師合作擬定策略會幫你覺得事情都在掌握中。這裡是值得考慮的幾個做法：

* 請大人在你成功面對問題或是良好掌控自己的時候給你正面的回饋。當爸媽說的話對你有幫助的時候，你也要讓他們知道他們有幫到你，這樣下次他們才會記得這麼做！
* 從錯誤中學習。錯誤通常會告訴我們下次要有不同的做法。舉個例子，腳踏車應該要停好，你卻把車扔在門外，那麼車子可能會淋雨生鏽或被偷走；這就是行爲帶來的負面後果。和父母親談談這些結局可能帶來哪些不好的情況，這樣你就可以認識這些行爲和它的後果，並且從錯誤中學習。

* 當你表現不好時，父母親可能不理你或者發怒。如果你發現他們不理你或者開始生氣，你要立刻停下正在做的事，檢查自己的行爲，找出他們這麼做的原因。然後，跟爸媽談談他們對你的期望，以及下次你應該怎麼改進自己的行爲。

* 和父母與老師合作，建立獎勵（針對你的正面行爲）和懲罰（若你破壞規範）的機制。這個制度最有效的運作方式是每次只針對一或兩個行爲。和父母、老師或諮商師一起了解他們所期望看到的行爲，你就會比較容易贏得獎勵。試著找出你願意努力追求的獎賞，並且確定爸媽也同意你選擇的獎勵。一個能讓你在表現優良時贏得小卡、代幣、或點數的制度有很好的成

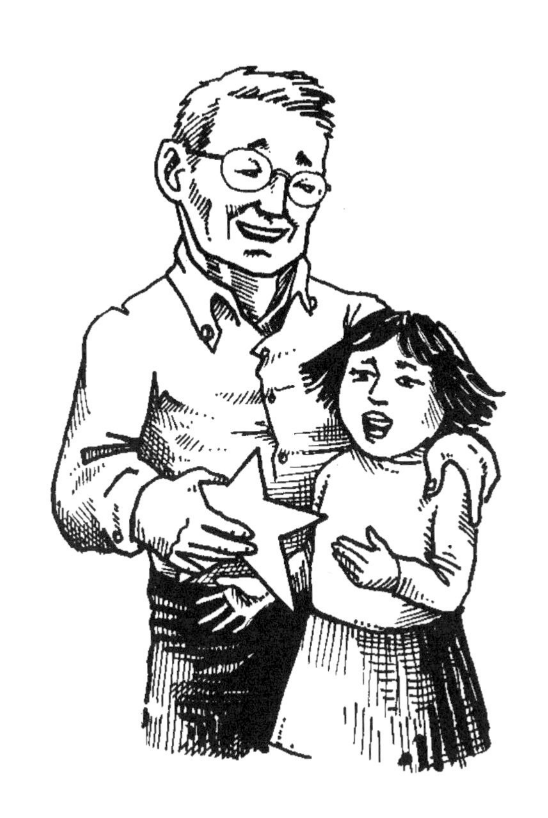

效。如果有負面的行為，比如沒有達到目標或是違反規範，就會扣掉代幣或點數。

## 談談「暫停」

你可能聽過「暫停」，說不定也曾經被「暫停」過。你大概還認為「暫停」是種處罰。但是，「暫停」的意義其實是個整理自己的空間，讓你想想情境和你的行為。它給你機會冷靜下來，然後再回到原本在做的事情上，並完成這件事。甚至你可能會想主動要求「暫停」，以便重新掌控自己的行為，避免一開始就惹上麻煩。

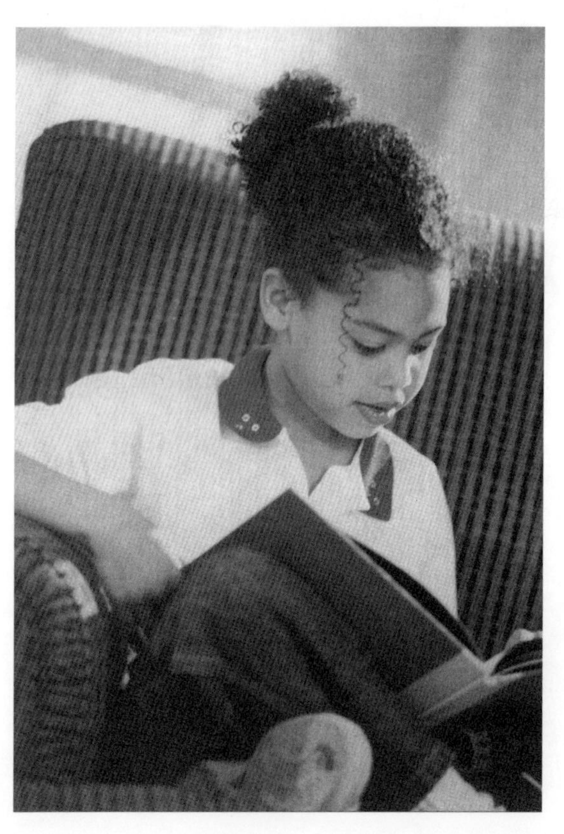

年紀大一點以後，你可能會發明自己的「暫停」方法。有些小朋友有個特別、安靜的地方，當他們覺得需要離開或需要冷靜的時候，就可以到那裡去。透過音樂、書籍、或散步，也可以創造出「暫停」的感覺。

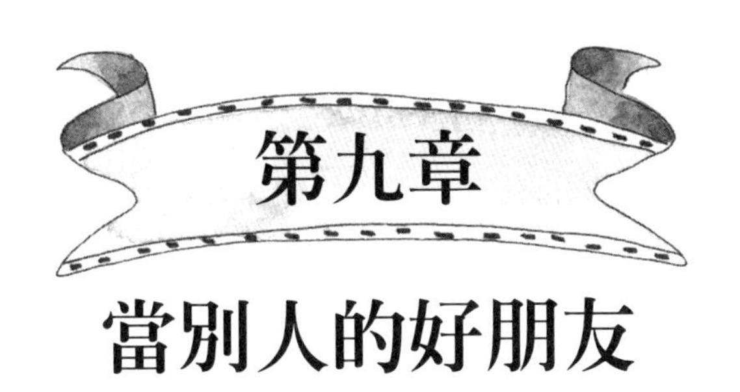


# 當別人的好朋友

既然你已經更了解注意力不足／過動症，也開始更進一步認識自己，現在應該正是開始努力交朋友、維持友誼的好時機。生命中有越多朋友，就會越開心！對某些有注意力不足／過動症的孩子來說，交朋友可能不那麼容易。如果你總是我行我素、總要搶先而不排隊輪流、不聽人家說話、或是不先想清楚就說話、做事，其他孩子有可能不願意跟你交朋友。說不定，你不太清楚參與團體時說什麼話才適當，但是只要多一點點努力，你也可以學會怎麼當別人的好朋友。

## 怎樣才能叫做好朋友？

我們來想一想，好的朋友應該有哪些特質。朋友會：

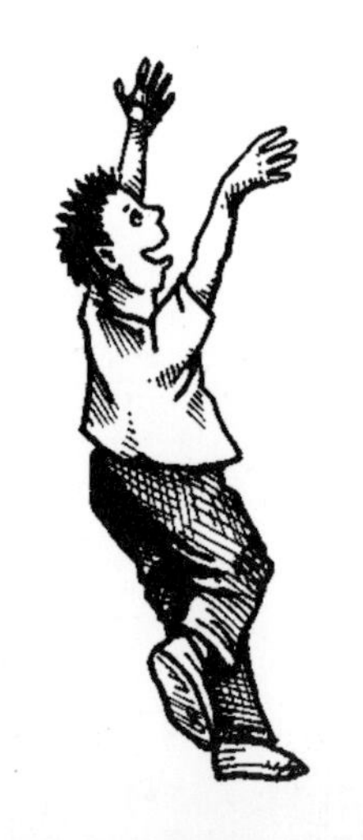

分享興趣

分享玩具、想法、活動

和善而體貼

會聽你說話

願意跟你輪流

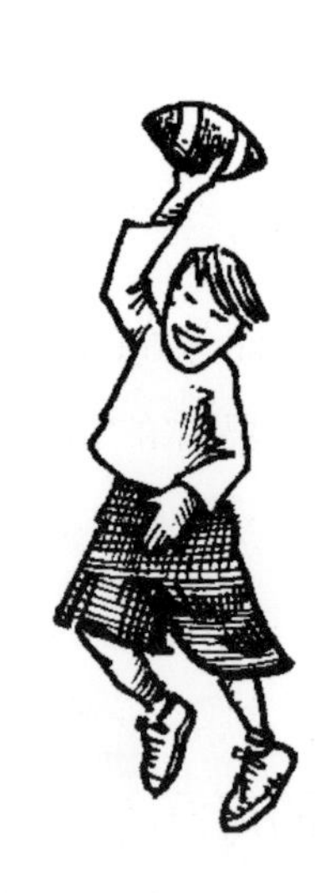

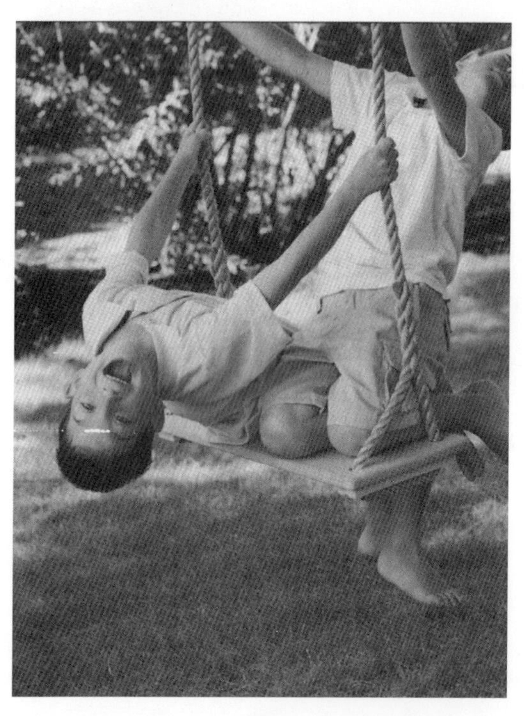

找找看，有沒有哪個同班同學或是鄰居相處起來讓人覺得很舒服，而且跟你有些相同的興趣。跟那個人聊聊天，然後計畫一起做些事情。當你們剛認識彼此的時候，應該計畫只花一點點時間相處，直到你們更了解彼此爲止。

前幾次一塊兒玩的時候，計畫做些你們都喜歡的活動，像是一起做勞作、騎腳踏車、玩球，或是看電影。如果想玩遊戲，在開始之前要一起定好遊戲規則，等遊戲開始就不要再改變規則了。

要有彈性，有時候可以試試朋友的主意。記得，不必每件事都非得照你的方式完成。

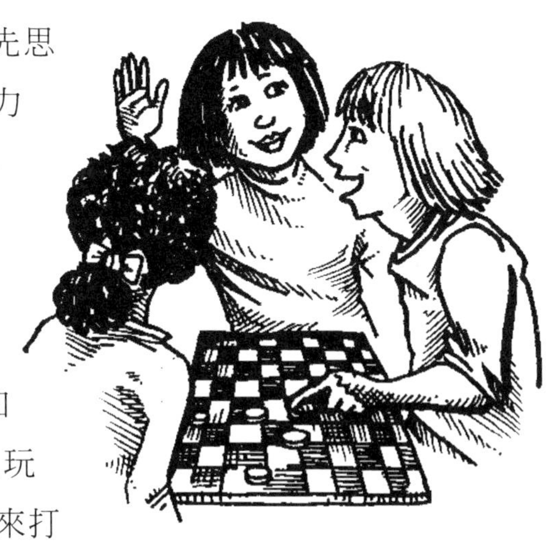

如果做事衝動（沒有先思考）是你的問題之一，努力試著放慢腳步，想清楚再做。花點時間看清楚狀況，試著多想兩個處理事情的辦法。當一群小孩正在玩棋盤遊戲而你也想加入的時候，不要弄亂別人玩一半的遊戲或是直接坐下來打斷他們，而是停下來想一想該怎麼辦：你可以要求加入下一場遊戲，不然也可以先找別的人玩，等他們這盤遊戲結束再說。

好朋友是和善而體貼的。養成習慣在每一次跟朋友相處的時候，說他們的好話，當你體諒別人的時候，也會很驚訝地看到別人也會常常用同樣的方式對你。

有些小朋友比較擅長計畫團體活動，像保齡球、足球、童軍、四健會，或其他青年組織。也有些小朋友比較擅長在家跟一、兩個朋友玩。不管哪一種對你最好，活動的時候如果有個大人在附近協助督導，事情會進行得更順利，如果眞的出了差錯，這個大人還可以幫你的忙。

要敞開心胸跟父母、諮商師或治療師談談你跟朋友相處的問題。在他們的協助下，你會想到許多新點子和解決辦法，還可以練習看看下次遇到同樣問題時，你還有哪些不同的應變方式。

別忘了，每段關係都可能有鬧彆扭的時刻。有時候最好的處理辦法是說聲對不起，或停止做任何會傷害別人的事。這對誰來說都不容易，但可能是維持友誼最好的辦法！

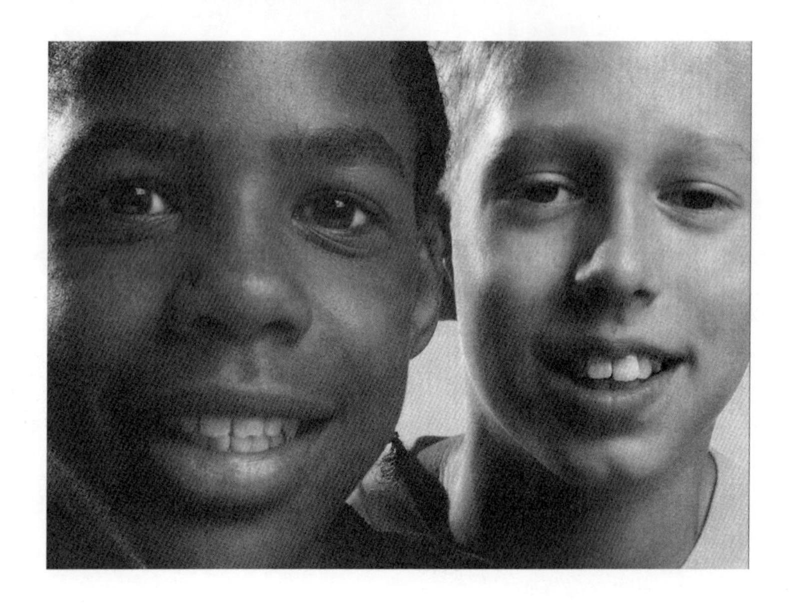

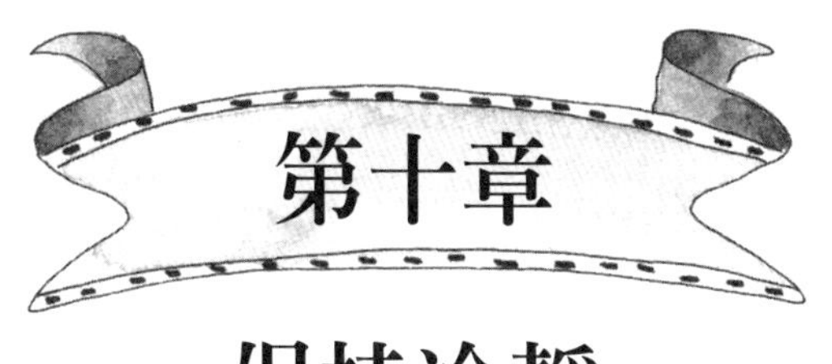


# 保持冷靜

煩躁和生氣有時是正常反應，能幫你順應一些不順利或是必須改變的事情。但是怒氣如果失控，影響了日常生活，就是個大問題了。有時保持冷靜並不容易，尤其是當你覺得沮喪的時候，不過仍然有些步驟可以幫你管理情緒並且控制自己。

## 控制情緒的五個步驟

先和大人（父母或諮商師）一起練習這五個步驟，直到你自在地覺得可以自己來。

### 第一步　找出究竟是什麼讓你不高興

控制情緒最重要的步驟是找出哪些情況會讓你不高興或憤怒。很累的時候或有人開你玩笑的時候你會不會不高興？是不是只要跟特定某個人在一起的時候就有問題？趕時間，或覺得人家沒聽你說話的時候，你會不會生氣？如果是覺得不公平的時候呢？試著列出那些令你不高興的時間及事情。這些情境有時候被叫做你的「導火線」。

### 第二步　避開「導火線」

列出你最煩惱的情況之後，下一步就是想出方法來避開這些「導火線」。比如說，不要跟某個人玩、看到他接近就走開等等。要決定用哪些辦法避開導火線可能有點難，所以爲了增加成功的機率，要在充分休息、腦筋清醒的時候思考，而且對每個煩人的問題一次只致力於一個解決辦法。還有，必要時別怕找人幫忙。

如果你覺得很難找到迅速避免生氣的方法，下一步是學著認識發怒的前兆，並且想辦法冷靜下來。

### 第三步　找出憤怒的早期徵兆

爲了對抗憤怒，你必須小心某些生氣的徵兆。一旦你懂得如何認出這些警訊，就能及時應變。每個人都有不同的徵兆，典型的憤怒徵兆像這些：

呼吸加速，覺得喘不過氣。

臉漲紅並發熱。

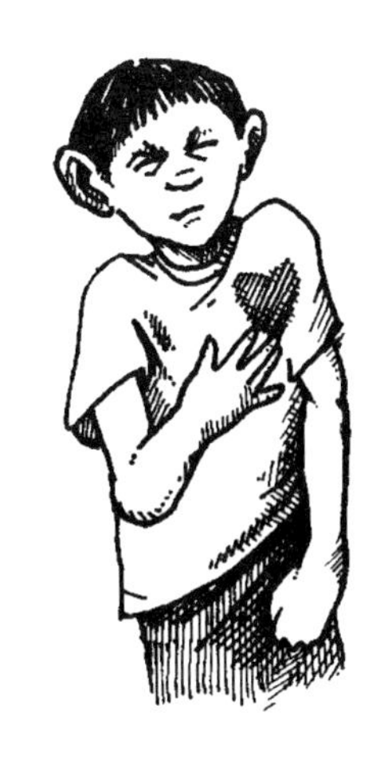

你開始流汗。

心跳加速。

你用力握拳或咬牙。

你開始哭起來。

你的聲音變大，開始顫抖。

## 第四步　暫停

如果你有上面所說的早期警訊，最好試試「暫停」。離開現場，會比較容易重新控制自己。（參考第52頁討論「暫停」的部分）

## 第五步 重獲控制

你可以試試以下的建議或策略，以控制自己的情緒：

* 試著慢慢數到十。
* 散散步（記得要讓人家知道你是在散步，不是離家出走！）
* 喝杯水。

* 想像你在別的地方。想一個你覺得很舒服的地方，假裝你就在那裡。

* 練習深呼吸。（就像表演或比賽前運動員做的那樣。一邊數到八，一邊慢慢深呼吸；憋氣數到四，然後慢慢吐氣數到八。重複這樣呼吸三到四次之後，你會覺得平靜多了。）

## 保持平靜的其他技巧與方法

還有其他方法可以讓你覺得比較平靜、不那麼躁動，且能控制自己，這些方法包括：

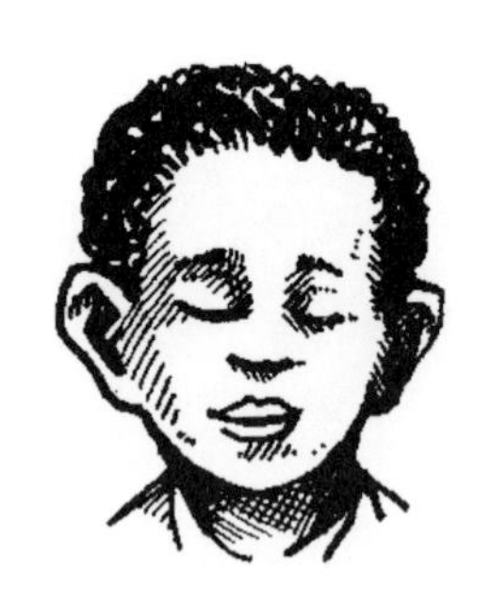

瑜伽

漸進式肌肉放鬆

冥想

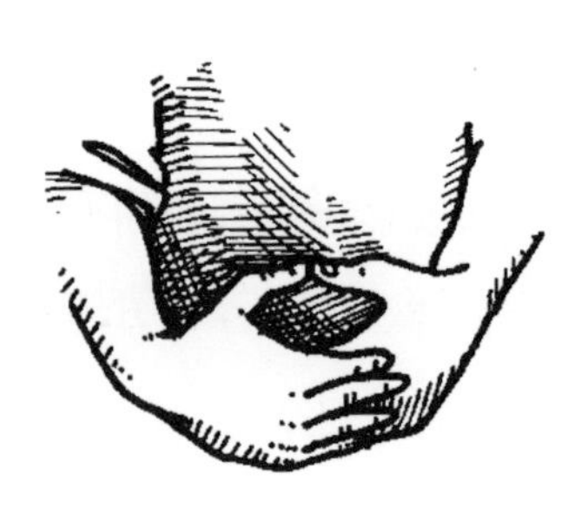

可以自行運用這些方法來恢復平靜和自我控制。我們針對每一項說明一下。

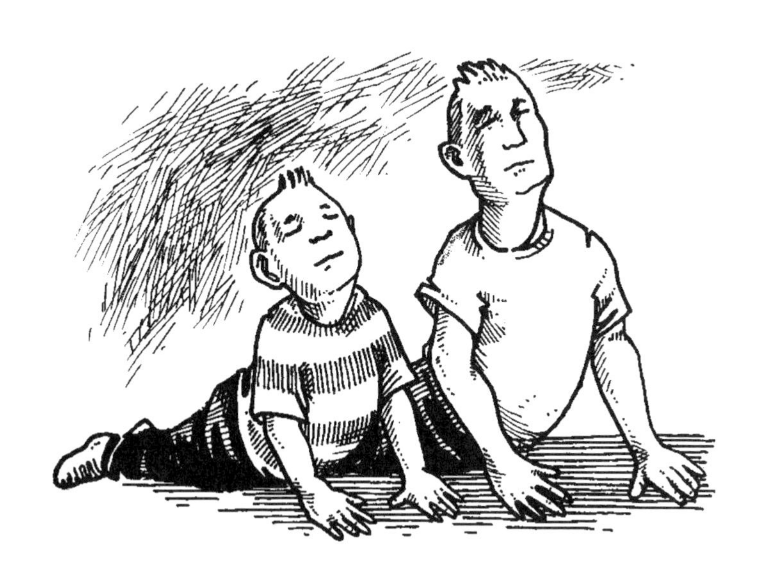

**瑜珈**

你應該聽過瑜珈，可是未必知道瑜珈可以幫助注意力不足／過動症的小朋友。瑜珈結合了身體動作和姿勢、呼吸控制、集中精神和放鬆，可以協助你控制自己。

瑜珈的好處究竟在哪裡？爲了找到答案，一群小學一年級到三年級的注意力不足／過動症兒童接受實驗，由一位老師在上學日和他們一起看錄影帶「兒童的瑜珈健身（Yoga Fitness for Kids）」並且一起練習瑜珈，連續三周，每周兩次，每次30分鐘。練瑜珈的那幾個星期中，注意力不足／過動症的小朋友在課堂上持續專心的時間跟沒有注意力不足／過動症的小朋友一樣久。停止練習瑜珈之後，這些小朋友仍然比練瑜珈之前更能專心在手邊的事情，但注意力比上瑜珈課的那段時間稍微差了點。這個研究結果很有趣，顯示瑜珈的確可能讓注意力不足／過動症的小朋友更專心。說不定你會想試試練瑜珈，看看對你有沒有助益！

### 漸進式肌肉放鬆

藉著漸進式肌肉放鬆來讓身體放輕鬆，是個幫你擺脫壓力的好辦法，還可以讓你從怒氣中冷靜下來，並使心靈沉靜。如果你白天不能平心靜氣、晚上睡不著，可以試試以下的練習來放鬆身體。透過收縮和放鬆身體各部位的肌肉，可以釋放壓力，感覺平靜。你可以隨時利用這些步驟放輕鬆：

* 首先，躺在床上或地板上，閉上眼睛。

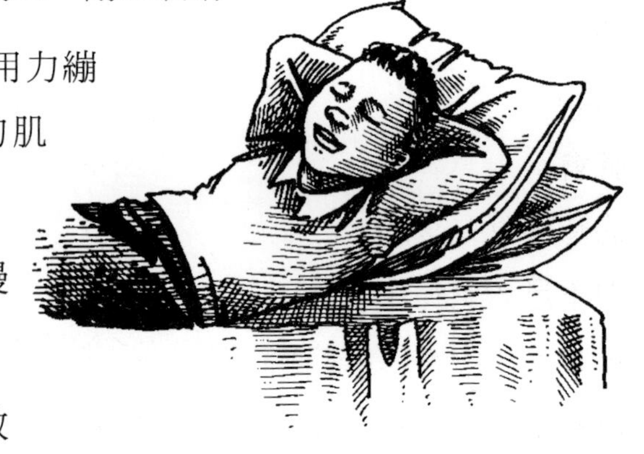

* 把腳趾頭下彎，儘量用力繃緊腳底板和腳趾頭的肌肉。
* 繼續用力繃緊，慢慢數到十。
* 然後鬆開，讓肌肉放鬆。
* 接下來伸直腳趾頭、繃緊小腿肚，數到十。
* 放鬆。
* 現在繃緊大腿的肌肉，數到十。

* 放鬆。

* 現在繃緊肚子附近的肌肉，數到十。

* 繼續讓手、手臂、手肘、脖子和臉的肌肉做這種繃緊和放鬆的動作。

每繃緊一組肌肉，都要記得要持續繃緊，數到十，然後讓肌肉放鬆。

等你完成這個練習，閉上眼睛靜靜躺在床上，緩慢地深呼吸一會兒。聆聽自己的呼吸聲，保持放鬆的感覺。

### 冥想

冥想結合了呼吸和放鬆，讓你專注在呼吸上，腦中的紛亂思緒就會清理乾淨。這個方法非常有效，尤其是壓力大或感覺失控的時候更有幫助。注意力不足／過動症會妨礙你冥想、清空思緒，因爲老是有很多想法蹦出來。許多人覺得冥想很難學，所以就算你花了很久時間才學會，也不必覺得挫折。

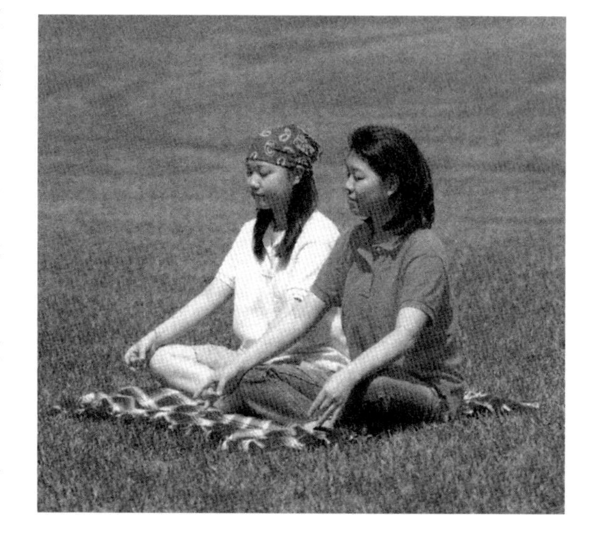

坐著、走路、躺下

的時候都可以冥想。有一個冥想的方法是這樣的：

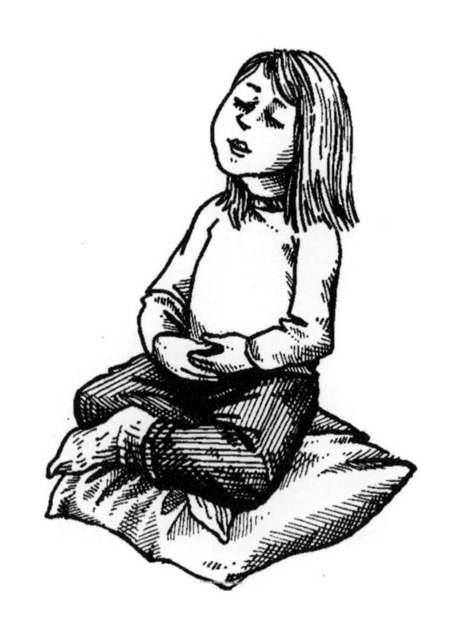

* 一開始，舒服地坐在地上或躺在枕頭上。
* 把手放在腿上或身體兩側。
* 閉上眼睛。緩慢而平穩地吸氣，然後吐氣。
* 吸氣，數一。
* 吐氣，數二。
* 重複，數到二十。
* 數到二十以後，繼續慢慢地呼吸，試著保持靜止。想些開心的事，或者自由想像。
* 幾分鐘以後，深呼吸一次結束冥想。
* 接下來，站起來伸展肢體，你會覺得輕鬆、平靜。

你可能要花點時間才有辦法自己做這個活動。如果你對冥想有興趣，可以和教冥想的老師一起練習。

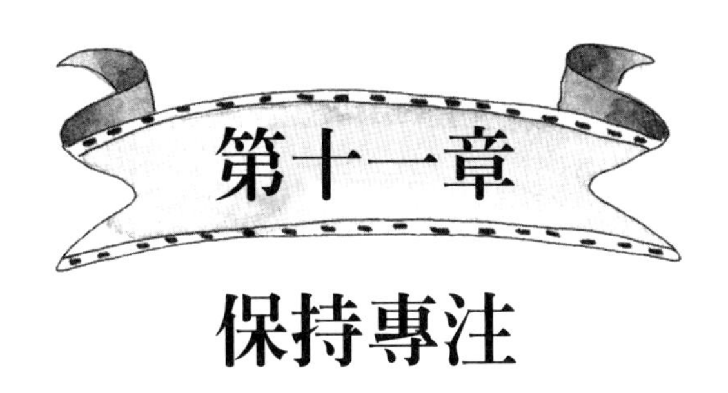

# 第十一章

# 保持專注

保持專心對許多孩子來說不容易，對有注意力不足／過動症的小朋友來說尤其困難。幸好，有些辦法能提高你的注意力。覺得很難專心的時候，試試看底下所寫的方法：

* 動動手腳有時候會幫助你更加專心。動動手腳的時候，就會移動手指啦、腳趾啦等等身體部位。你也可以試著用不打擾別人的方法動一動。有些小朋友會利用「小玩具」，像是濕海綿、黏土塊或是橡膠球，如果你要這麼做，一定要先讓老師知道你在做什麼（還有，這麼做對你有什麼幫助）。

* 聽別人說話的時候，可以一邊拿筆塗鴉。不過，只有在你眞的能同時聽和畫畫的時候才能這麼做。

* 使用幾種不同的原子筆、鉛筆，讓功課變得更有趣，也要試試別的顏色喔！

* 手邊放一瓶水，工作或聽講的時候可以喝幾口。

寫功課的時候沒辦法專心？還可以這麼做：

* 有時候放點背景音樂有益處。不同的人適合不同的音樂，所以要找出對你最好的。
* 休息一下。認真一段時間（比如15或20分鐘），然後到外面跑跑或做幾分鐘運動，再回去做15分鐘的作業，然後休息一會兒。你會發現這麼一來，做功課更專心了。利用時鐘或碼表，才會記得時間。
* 如果你有養小狗或小貓，可以一邊念書一邊拍拍牠。這是個稍微動一動的好方法，而且寵物也會很喜歡喔！

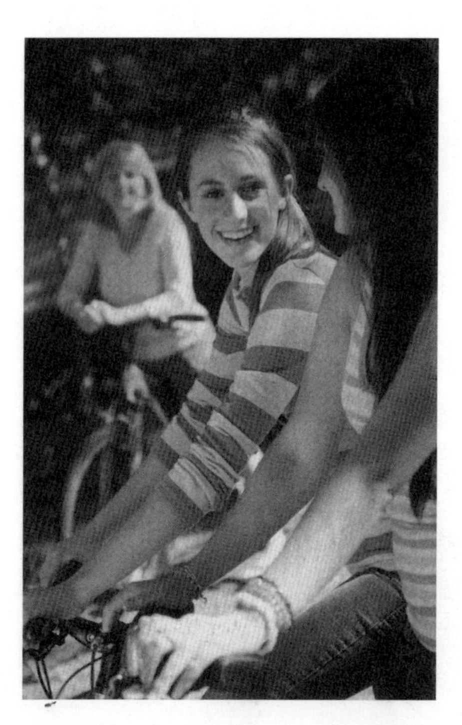

* 試試邊讀書邊走路的效果。背書的時候，你可以用搖椅、健身腳踏車或者跳繩。

## 鍛鍊身體

有沒有發現上完體育課或打完球以後，會比較平靜、專心？規律運動對身體健康很重要，而且會提升專注力。你通常怎麼利用休閒時間？如果花很多時間看電視、打電腦、玩電動，身體和大腦可能就沒有獲得必要的運動。

你喜歡什麼活動？有很多方法可以讓運動變得很好玩。很多活動可供選擇……和朋友到戶外玩、騎腳踏車、游泳、跳舞、或武術，都能充分鍛鍊身體。團體運動，像足球、壘球也都很不錯。跟父母親討論出一個有趣，又容易達成的運動習慣；你們可以計畫些活動，讓你在忙碌的學期中也有足夠的運動。

所以，離開椅子，離開沙發！四處走走，享受一下，你會發現專注力真的變好了。

## 運　動

有些注意力不足／過動症的小孩很喜歡團隊運動。如果想參加球隊，你和爸爸、媽媽最好能事先跟教練溝通，這樣教練才能協

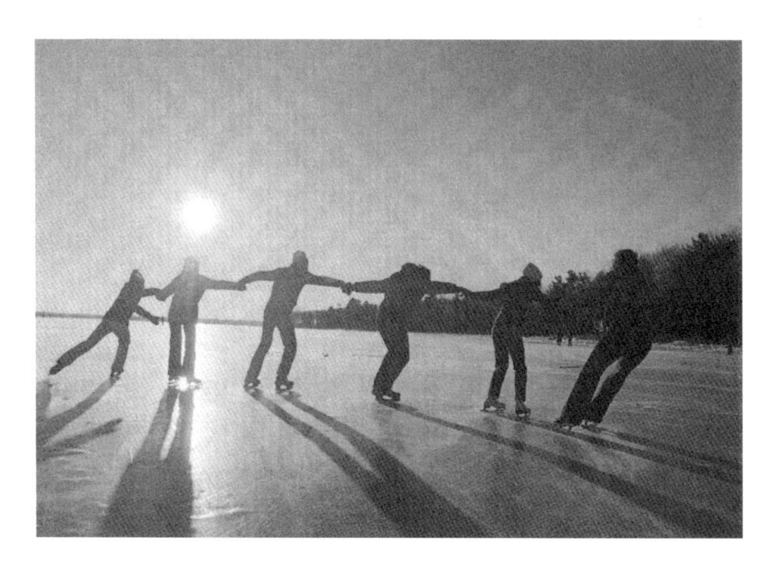

助你有最佳的表現，同時也避免你碰到團隊活動常有的問題。如果球隊運動不合適，你可以考慮其他發展個人表現的運動，比如游泳、潛水、溜冰、武術等等。

## 去戶外

科學家正在研究，在戶外的「綠地」上待久一點是不是會改善某些注意力不足／過動症的症狀。所謂綠地，就是有樹和草的地方，比如公園和大部分的庭院。

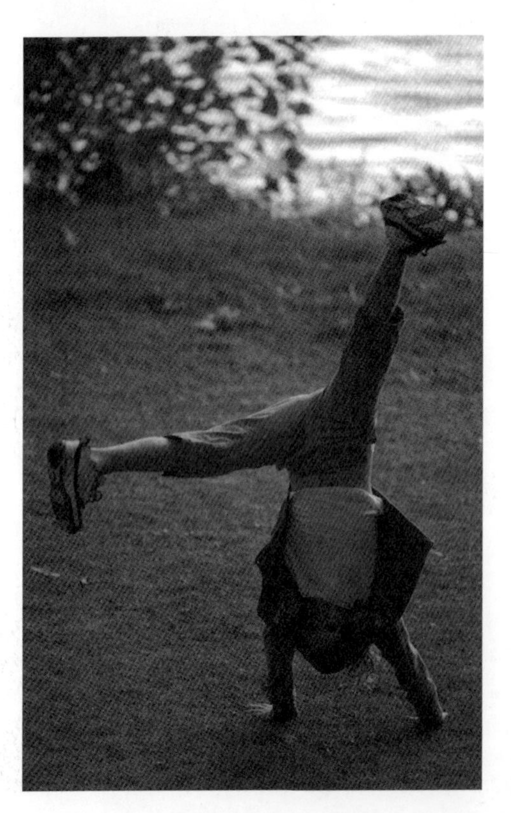

待在這些地方一段時間後，你的注意力和聽進指令的能力都會進步。因爲在戶外有很多事可做（探索大自然、玩遊戲，甚至閱讀），這是個對自己既有好處、又很有趣的方法呢！

## 露　營

露營提供到戶外活動的好機會。如果想要開心地露營，你可以把學期中試過有效的技巧拿出來用。露營的時候，你應該遵從指揮、排好時程表、有條理地處理自己的東西。如果平常有服藥習慣，一定要跟父母與醫生討論露營的時候是否應該繼續吃藥。

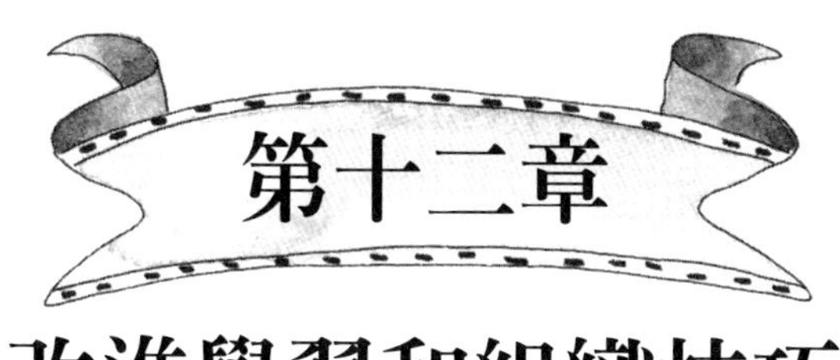


# 改進學習和組織技巧

不管是在家或在學校，都有許多方法可以讓你把自己的生活掌握得更好。很多注意力不足／過動症小朋友最關心的是：

要怎麼樣才比較能照人家說的話做？

要怎麼樣聽人說話才比較好？

怎麼樣做事才有條理，不弄丟東西？

怎麼樣才能記得所有該做的事？

怎麼利用時間比較理想？

要怎麼把作業弄得更好看更整齊？

怎麼樣才能避免弄得一團亂？

要怎麼準備考試？

接下來的段落會回答這些問題。

## 聽從指示

如果你覺得很難記住老師說的每件事，那麼試著一邊聽，一邊寫下**關鍵字**。比如，老師告訴你明天的作業內容：「寫功課字體要端正，至少要寫兩段。記得要用正確的標點符號。」你可以很快抄下幾個重點，就像這個樣子：

1. 字體端正
2. 兩段
3. 標點符號

我們再做個練習。數學老師說：「翻開課本第39頁。現在先做B部分的題目，回家作業是C部分。記得要用鉛筆寫在方格紙上。」你的重點會像這樣：

數學作業

1. 39頁
2. C部分
3. 鉛筆
4. 方格紙

如果寫的太難，可以試試看很快地畫個圖幫你記住事情。媽媽說：「晚餐吃飽後，去餵狗。餵完狗把桌子整理乾淨。」可以畫這樣的圖：

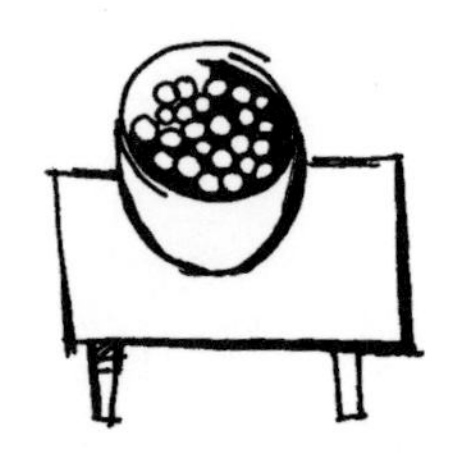

還有一個例子。體育老師說：「明天的體育課要帶運動鞋和短褲來。」提示圖可以這樣畫：

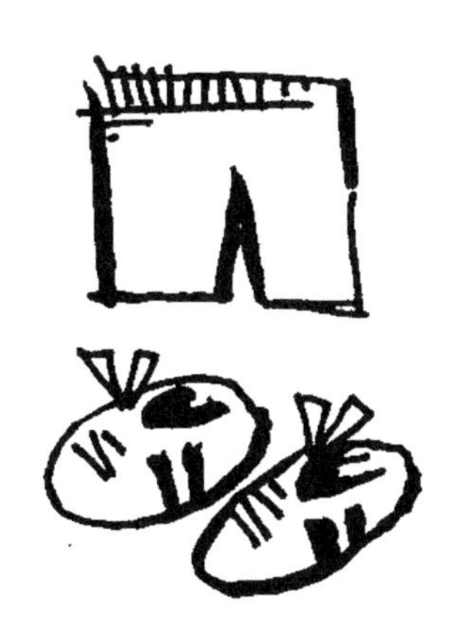

你可能要提醒大人（父母、老師、教練），光靠聽就要記住很多訊息對你來說並不容易。或許他們能幫你寫下重點，不然就請寫個字很快的同學幫你做筆記。跟老師商量一下，看能不能找一位記筆記很快、又願意幫你的同班同學。

現在很多學生在學校會利用可攜帶的文字處理器，像是Alpha-Smarts、Quick Pads記事本、筆記型電腦等等。如果你的筆跡不好辨認或是寫字很慢，這些都好用。把資訊寫下來、存進電腦，會方便你寫筆記、備忘錄和記得該做的事。

## 管理時間

如果你記不太住時間，就利用時鐘、碼表，和月曆。開始做一件事之前，大略估計一下大概要多久可以完成，然後計時，最後再比較你實際所花的時間和一開始所推估的時間。練習幾次以後，你就比較知道如何估計完成某件事情所需要的時間了。你可以在紙上或電腦上記錄：

| 工作 | 所花時間 | |
|---|---|---|
| | 估計 | 實際 |
| 1. 數學作業 | 40分鐘 | 20分鐘 |
| 2. 校對讀書報告 | 10分鐘 | 30分鐘 |
| 3. 完成拼字造句 | 45分鐘 | 40分鐘 |
| 4. 整理書包 | 2分鐘 | 20分鐘 |

還有個建議：當你必須在限定的時間內完成某事時，可以使用碼表或鬧鐘，這樣會幫你保持專心不受干擾。如果你有手錶、附鬧鐘的手機、或是碼表，可以把鈴響時間設定在計畫完成工作的時間，或者設定在限定時間的前幾分鐘。這種手錶也能有效提醒你什麼時候該做什麼事，比如說去保健室跟護士小姐拿藥，或是帶狗散步等等。

有很多事要做的話，畫表格通常更好。這裡有一些好用的各式表格範例：

今天該做的事

1. 簽好家長同意書
2. 準備拼字考試
3. 練習劇本台詞
4. 國語作業本兩頁
5. 清理倉鼠的籠子

確認你記下每件工作該完成的時間，寫好截止日期就不必擔心腦子記不住。把這項訊息放在每天都可以看到的地方。掛在牆上的大本月曆也很好用，可以拿來記錄截止日期。如果你用可攜式電子裝置，比如PDA，要記得輸入所有功課、考試、和報告，如此一來會比較容易 記住該做的事和每件事的截止時間。

有研究報告、大考、科展之類的大型作業時，把作業分成幾個小步驟，然後把每個步驟寫在月曆的不同日期上，這樣你就會知道每天該做什麼。像這樣：

| 星期日 | 星期一 | 星期二 | 星期三 | 星期四 | 星期五 | 星期六 |
|---|---|---|---|---|---|---|
| | | 1 | 2 | 3 讀傳記第四章 | 4 | 5 |
| 6 | 7 | 8 做科展25分鐘 | 9 | 10 | 11 | 12 |
| 13 | 14 | 15 | 16 | 17 | 18 | 19 |

試著分配該做的事，這樣才不會其中一天負荷太大。父母、老師、安親導師、或諮商師能陪你一起做這件事，教你怎麼加快腳步、怎麼把龐大的工程拆成幾個小一點的步驟。

有些學生喜歡在電腦上建立備忘錄，這樣可以輕易增刪項目。白板和黑板也都很好用，因爲可以擦掉完成的事，並加上必須記得的事。

塞得進口袋或書包的可攜式電子裝置適合儲存大量資訊：截止日期、考試日期、任務、備忘錄、特殊事件。因爲這些東西很貴又容易弄丟，所以你可能要跟爸媽討論什麼時候他們會願意買給你。

在時間管理方面，還有件一定要記得的事：我們常常需要比預期更長的時間才能完成某個作業，有時候會因爲意外的事（親戚來訪或者自己生病），而必須改變原本的計畫。所以，在計畫中預留點時間是不錯的主意。如果你覺得這件以前沒做過的事需要花15分鐘做完，那就給自己30分鐘，或者在規劃大型作業時，計畫提早幾天完成，以免到時眞的需要多些時間才做得完。

## 管理家庭作業

每天使用家庭作業簿能幫你跟上進度。確定你記錄了所有作業，不要光靠記憶力。如果當天的科目沒有派功課，就寫下「無」，才不會看起來像是漏寫了東西。

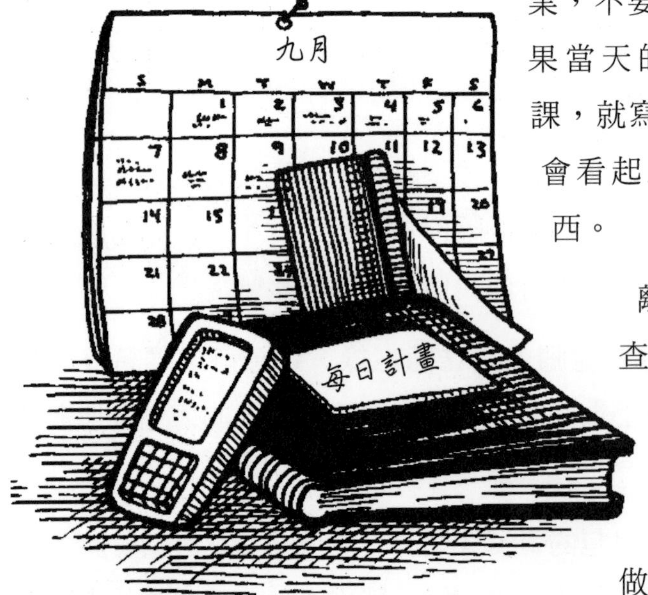


離開學校前要檢查作業簿，才知道那天該帶什麼回家。到家後，先大概瀏覽一遍該做的事，並擬定當

天的功課計畫。父母親、家教、或是保母可以幫你檢視晚上必須做完的功課。

如果學校要求你用規定的作業簿，那麼在學年剛開始你就要學會作業簿的用法。簿子裡的空白處若是太小，就想想你該把其他的功課筆記和備忘錄寫在哪個位置。如果可以選擇自己的作業簿，那麼你跟父母就應該找一本編排得有系統、而且有足夠書寫空間的簿子。

或許你覺得用小的掌上型電子儀器，像PDA之類的，會比較容易記下功課、考試和其他備忘事項。這也是個儲存長期作業和截止日期的好地方，每完成一件事，就把這事從表格上刪掉；如果你要繼續某件工作，可以把這件事挪到另一天的記錄底下。

有些學校已經成立作業熱線，這樣你就可以打電話確認作業內容，或者在學校網頁上查到自己的作業。

如果需要人幫忙你弄懂功課，或只是想多了解某個主題的相關資料，有很多網站會提供學生課業上的協助。有些網站是由公共圖書館經營，是個好的搜尋起點。跟父母和老師一起找出需要額外課業協助時，哪些網站最有用。

## 整理東西

如果你的房間、書桌、抽屜或書包一團亂，跟大人討論這個問題應該能幫你建立比較好的整理原則。你或許會想試試看以下的建議：

* 許多有注意力不足／過動症的小朋友覺得，在臥房衣櫃或牆上放很多架子還滿有用的。每個架子上要標示某個或某組物品的名稱。塑膠袋也可以用來整理東西。

* 顏色有助於整理。舉個例子，可以把所有數學作業放在紅色檔案夾，歷史作業放綠色檔案夾。在家時，可以把內衣放在貼黃色貼紙的抽屜，襯衫放藍色貼紙的抽屜，襪子則放紅色貼紙的抽屜。

* 每星期固定選一天的一個時間整理書包或桌子，也可以考慮找個大人協助你做這件事。

* 有些孩子發現，在大門旁邊或臥室的特定位置放個箱子很有用。如果你和父母親都喜歡這個做法，你回到家就可以把課本放在箱子裡，寫作業時拿出來，寫完再放回去。你也可以把隔天上學要用的東西放進去，像是體育服裝、班級旅遊的家長同意書等等。這樣，早上出門的時候所有東西都匯集在同一個地方。

* 一定要在上學前一天晚上準備好書包。如此可以避免早上趕時間，也比較不會忘了重要的東西。

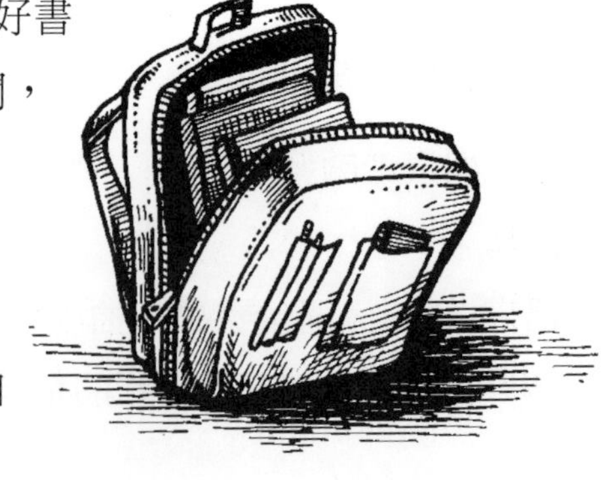

把東西整理好會讓你的日子過得更順暢，並且讓你更有自信。

## 改進讀書習慣

讀書的方法有很多。對某些有注意力不足／過動症的孩子來說，跟朋友、家長或老師一起複習或討論課程的學習效果比較好。這種方法提供學生多讀幾次的機會，記得就牢一點，如果有不確定的地方也可以問清楚。

另一種學習策略是把最重要、非念不可的部分畫線或標示出來。這樣只要專心在必須了解的內容，而不必注意其他次要的資料。

有些學生的學習方法是大聲朗讀筆記或書本中的重點，用錄音機錄下來，之後再一遍一遍地聽。這個方法對那些要聽好幾次才背得起來的孩子來說很有用，而且錄音的時候你必須用自己能理解的方式把資料讀出來。

有時候，坐不住的學生一邊讀書一邊走來走去會有幫助。這個方法能讓你發洩過多的精力，比較容易集中精神。你可以試著邊讀書邊走路，如果家裡有健身腳踏車的話，也可以邊踩腳踏車邊念書。還有個建議是念書前先做運動，這樣或許能讓你開始讀書時放鬆一點。

如果老師發了學習指南，記得準備考試的時候要拿出來用，因爲這樣會比較清楚老師心目中的重點到底是什麼。你也可以自己來，或是跟同學合作整理一份學習指南。

有時候，不容易專心的孩子必須找個安靜、很少干擾的讀書環境。你也可以想想自己在哪裡最專心，並試著在那裡讀書。

當你努力集中精神的時候，可能每隔固定的時間就必須休息一會兒，才不會覺得睏倦或無聊。散散步、玩玩傳接球、或是吃一點健康的點心都好，這些變化和活動能讓你回到功課的時候更專心。

嘗試在不同的地方或用不同的姿勢讀書。有些小孩喜歡邊讀書邊聽音樂。試試不同的讀書技巧，連以前沒想過的都可以試試看，多方嘗試的目的在於幫助你找出最佳的讀書方法。有些孩子有好幾個有效的學習方法，有些則是覺得只有一種技巧、一個地方最理想。了解最適合自己的是什麼，偶爾也可以實驗一些新的辦法。當你長大一點，或許還會發現新的技巧。

## 改善學校課業

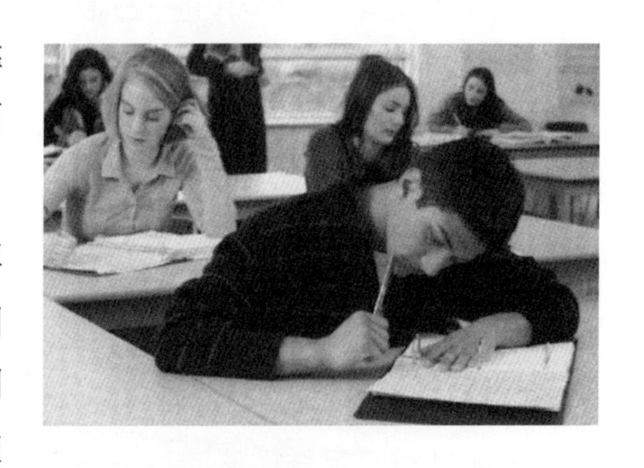

有些孩子發現，坐在靠近教室前面的位子可以有效避免分心。

有些老師幫助孩子專心的辦法，是給他們一個事先說好的暗號提醒他們回神，比如說輕輕地敲敲桌子，或者拿起一支特別的鉛筆。（如果老師同意用這種方式幫你保持專心，你就可以跟老師一起商量出專屬於你的暗號。）

開始寫作業之前，把所有指示讀過至少兩遍是個不錯的主意。如此，你就能確定自己有個正確的開始。

檢查寫完的隨堂作業和家庭作業很重要。你一定希望老師知道你確實理解多少，所以交出去的作業不要犯了粗心的錯。

用電腦做功課看起來比較漂亮，寫錯了也方便修改。跟老師核對一下哪些功課可以用電腦做，而且記得一定要備份，才不會不小心弄丟作業。

## 加強校對

校對的意思是檢查整份作業，看有沒有寫錯，像是錯誤的拼字、標點符號、或大小寫等等。雖然校對功課聽起來有點無趣，但這是找出錯誤的最好方式，你也能因此做出足以自傲的成果。

檢查是不是每個句子都完整且合理。大聲朗讀寫好的內容，確定句中的意思就是你要表達的想法。

從頭到尾讀完整份報告，這樣比較容易找到錯誤的拼字和標點符號。

把校對工作變成遊戲，看看你在5分鐘內能抓到幾個錯。或者跟朋友交換報告，替對方找出作業裡的錯誤。

篇幅長的報告可以用電腦做，比較容易發現錯誤。

利用電腦裡的**拼字檢查**軟體，也可以買一個小的攜帶型拼字檢查裝置，在學校用起來方便些。

# 組織你的想法

某些有注意力不足症（ADD）或注意力不足／過動症的孩子總是有一大堆很棒的想法，卻很難把這些想法整理成文字。書寫前先利用組織圖解，像是網絡或重點提要，是個理出頭緒的好方法。把想法寫下來、分類，這樣開始寫作的時候就會有條有理了。某些圖解中包含不同的區塊可供你填入想法，如此一來當你準備好寫作業時，就可以把圖解當成指南。老師可能會提供一些圖解的例子讓你練習，電腦上也有好用的圖解軟體。

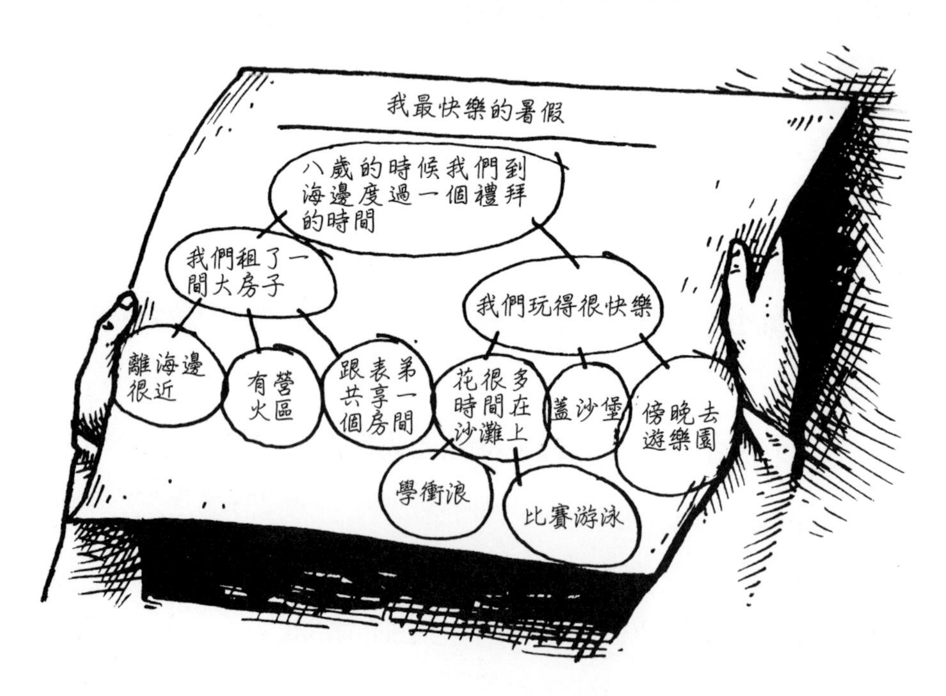

## 提高考試成績

每次考試都要準備一段時間，這樣複習比較完整，你也比較不會緊張。開始考試時，深呼吸，提醒自己已經準備好囉！

先把作答說明從頭到尾讀過兩次再提筆。測驗過程中，多看幾次時鐘（或者戴手錶），確定你有妥善利用時間。

考試的時候，在桌上擺幾張白紙。如果你發現很難記住所有資料，就在空白紙上打草稿，把所有出現在腦海中和題目相關的材料都寫下來。這個小秘訣會幫你回憶起之前唸過的資料。

寫申論題時，在紙上記筆記，提醒自己哪些一定要寫進答案裡。你也可以先快速地把想法寫成大綱或流程圖，這樣在答申論題的時候就有路可循了。開始答題以後，你還是可以隨時回頭檢查，不必擔心忘了重點。

交卷前一定要檢查過整份考卷，等幾分鐘，然後再檢查一次。

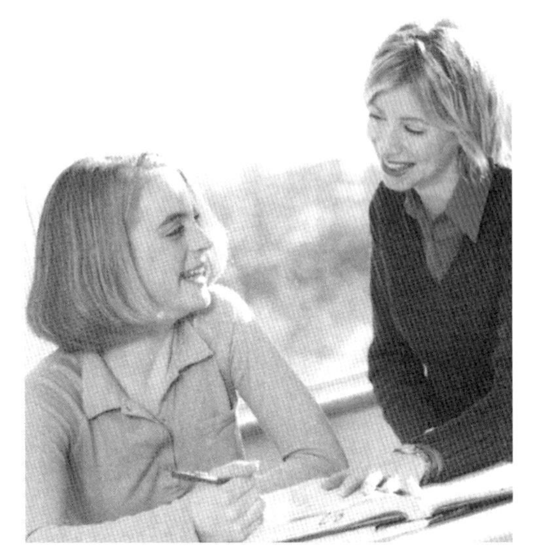

考卷發下來以後，花點時間檢討一下，看看你哪些地方寫得好，哪些地方下次要加強。跟父母、老師或安親導師等能幫你忙的人討論討論，想想下次考試要怎麼樣才能準備得更好。

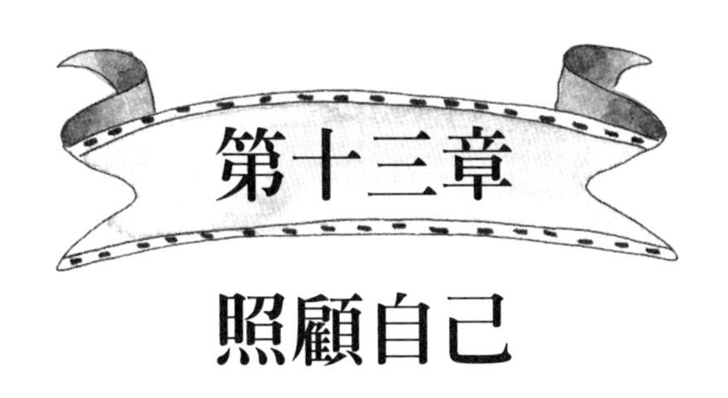


# 照顧自己

照顧好自己的意思包括睡眠充足、健康飲食、注意安全，還要覺得自己很棒。可能要花點工夫才能做得到這些，但是辛苦一定有收穫。

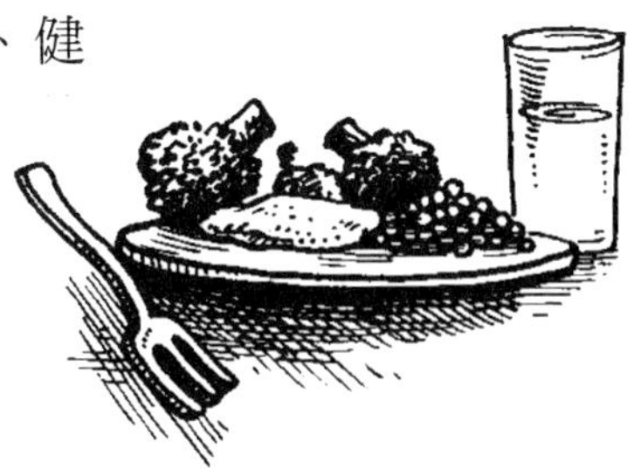

## 睡眠充足

充足的睡眠會讓你隔天比較清醒、專心。某些有注意力不足／過動症的小朋友晚上睡不著或是睡不飽，這會使他們隔天容易生氣，而且容易分心。如果你晚上睡不好，以下是有用的小秘訣：

* 聽安靜的音樂。
* 試試看前面第九章介紹的漸進式肌肉放鬆和冥想技巧。
* 確定臥室的光線夠暗，你才不會因為房裡的其他東西分心。
* 睡前不要打電動或寫功課。

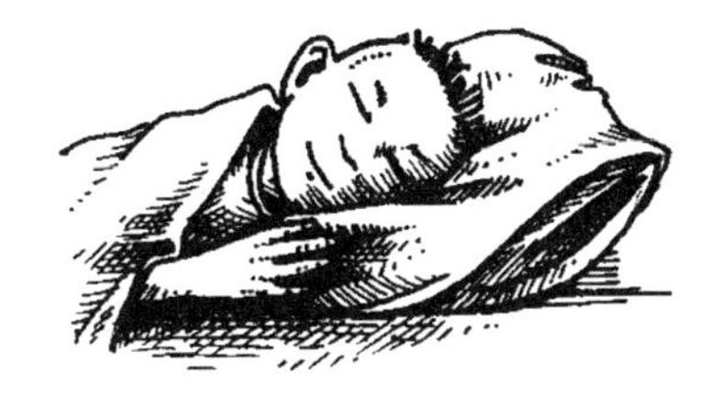

* 晚上洗個澡放鬆一下。

* 睡覺前整理好書包和隔天要穿的衣服，才不必擔心這些事。

* 日間要有充分的運動，但是不要在睡覺前運動。還有，也不要在睡前玩困難或興奮的遊戲，太興奮的話會很難安靜下來。

* 晚間可以吃少量點心，這樣入睡時才不會太餓。重要的是必須注意吃什麼：含大量糖或咖啡因的點心，比如可樂或巧克力，可能反而讓你太清醒。

如果試過了這些方法還是睡不太著，你和父母親可以考慮跟醫師討論這個問題。

## 吃得正確

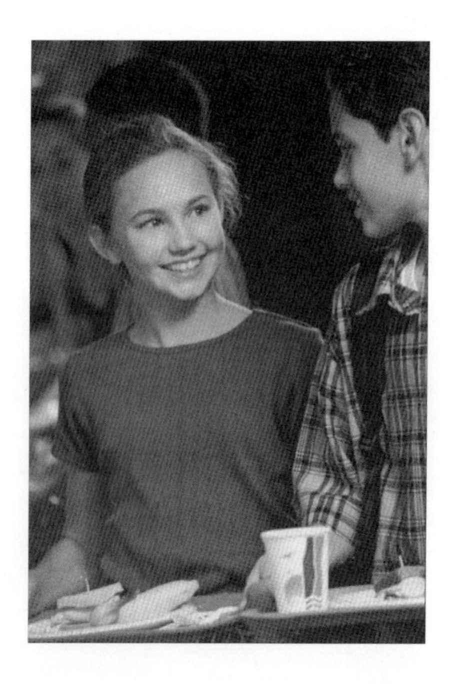

均衡飲食讓你成長，有足夠精神去學習與玩樂。某些服用注意力不足／過動症藥物的小朋友覺得白天的食慾比較差，如果你也是這樣，一定要確定你吃的是有營養的食物（不是甜食或垃圾食物之類的不健康食品）。整天吃的都要是健康的食物，才能保持精力、才能長大，也就是說，你要吃健康的早餐（像水果、鬆餅、優格、穀片、或吐司）、份量少一點的午餐（半個三明治、一隻雞腿加上紅蘿蔔棒、或優格加水果）以及多一點的晚餐（義大利麵、漢堡、或湯加鹹餅）；或者，食慾恢復的時候你也可以早一點吃晚餐。

這些飲食只是建議。醫生或營養師會提供你更多想法，並回答你的疑問。重要的是你和爸媽要一起合作，他們才能幫你在家裡準備好低糖、低咖啡因、低脂，而且你又很喜歡的健康食物。醫生發現注意力不足／過動症的孩童要避免含太多人工添加物的飲食，像是加了食用色素、防腐劑等等，這些添加物可能會讓過動行爲惡化。

## 注意安全

當注意力不足／過動症的小朋友太衝動、做事不詳細考慮的時候，就比較容易發生意外或常常惹麻煩。要避免麻煩的有效方法是：

* 跟一些知道怎麼玩才安全的朋友在一起。
* 跟父母一起讀安全守則。
* 在附近有大人協助的地方玩。
* 假裝爸媽或老師就站在旁邊，你想他們會叫你怎麼做呢？

# 覺得自己很棒

如果你今天過得不順利、父母抱怨你的行爲或者說你都不聽話，那麼很容易你就會認爲自己很差勁。這時候重要的是，提醒自己你有很多值得驕傲的地方，有很多擅長的事情。試著回憶你的優點。有時候，把發生過的好事列個表（列在腦海或在紙上都好），也可以讓你覺得舒服點。

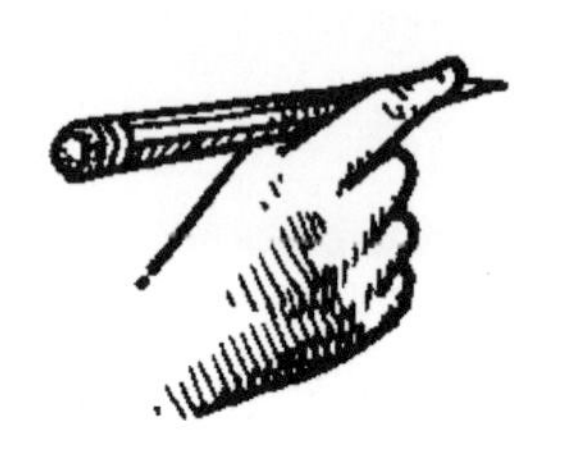

我很會做的事

發生過的好事

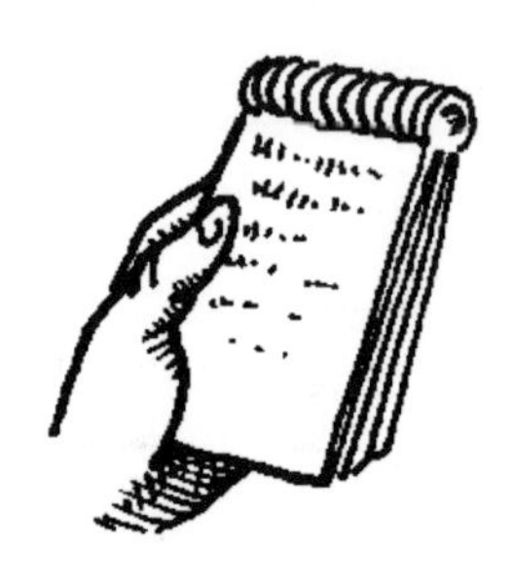

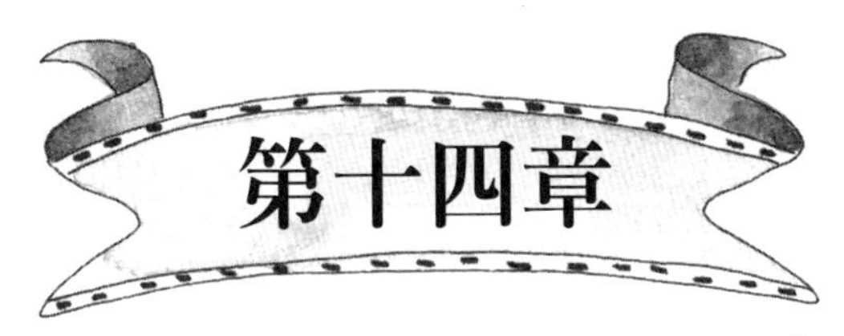

# 第十四章

# 認識注意力不足／過動症的相關用藥

**醫**生會開**刺激性藥物**（又稱刺激劑）或其他類藥物給某些注意力不足／過動症的小朋友，好幫助他們改善注意力。刺激劑是用來提高專注力的藥物，也藉著在大腦中「踩剎車」來減少過分好動或過動的情形。

刺激劑是用來提升大腦運作的效益，跟別的藥物不同，並不是因爲生病了才給這個藥。

底下列舉的是小朋友對注意力不足／過動症藥物的評語：

它幫我做完規定的事。

它像膠水一樣。以前我的思考都片片段段的，藥物把想法都聚集在一起。

這是我的記憶和專心藥。

它讓我不會一直爬牆或惹麻煩。

我覺得比較有條理。

以前我的頭腦就像團迷霧，現在一切都清楚了。

它讓我更專心。

吃藥30分鐘以後，注意力不足／過動症就把東西收一收跑掉了。

它幫助我每次只思考一件事。

吃藥以後，我不會那麼過動，也不會一直想要離開座位。

這是我的OK繃，就像大腦的OK繃一樣。

它幫助我冷靜下來。

它讓我表現我的聰明才智。

## 你必須知道的事

如果醫生開給你注意力不足／過動症的藥，那麼儘量多了解藥物就變得很重要，包括藥名、藥的外型，還有每次應該服用的**劑量**（指多少藥），都是很重要的資訊。

不要吃你不懂的藥物。只能吃那些被允許提供藥物的人給你的藥，像是爸媽、保母、學校護士。絕對不要吃別人的藥，而且，就算別人跟你一樣有注意力的問題，也不可以跟他分享你的藥物。

### 藥物只是注意力不足／過動症治療的一部分

如果你有注意力不足／過動症，藥物或許幫助很大，但它並不是萬能。如果你的問題是在課業、組織條理、或與人相處，你仍然需要學習一些改進的辦法，而「團隊」的成員都會幫你的忙。比方說，藥物可能會提高專注力，但若想在學校有更好的表現，你需要花時間向老師或安親導師學習更好的讀書技巧。儘管仍然要投入時間唸書、做作業，可是你會發現，比較有條理、專心的時候，求學會順利得多。

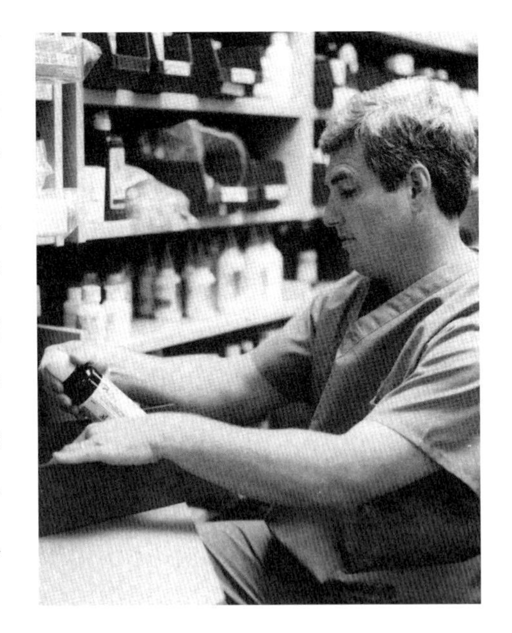

## 適合你的藥

注意力不足／過動症影響你的生活，從早到晚，每一天都是。有些孩子只有上學日才需要吃藥，有些則是必須晚一點吃藥，好方便寫功課、參加課後活動以及跟家人相處。

　　現在有很多藥物可以治療注意力不足／過動症，你和爸媽、醫生就多了很多選擇。每個注意力不足／過動症的小朋友都是獨特的，意思是說，某種藥對某些孩子比較有用，對別的小朋友效果就比較差。你和爸爸、媽媽會跟醫生一起找出哪種藥對你最好，有時候需要一點時間才能找到正確的藥物和劑量，幫助你在學校、家裡和朋友間表現得更棒。所以如果必須嘗試幾種不同藥物才找得到適合的藥，也不要覺得沮喪。

## 治療注意力不足／過動症的藥物

刺激劑是最常用的注意力不足／過動症治療用藥，可以藉由改變大腦中的神經傳導物質濃度以及提高大腦的受器效能，來增強專注力（看第四章，大概了解大腦中發生的事），並促進專心和學習。刺激劑也可以減少過度衝動，協助你控制自己的行爲，守規矩並且做你知道對的事。刺激劑被拿來治療注意力不足／過動症已經有一段很長的時間，多年來已有千百份**研究**證明，正確地使用刺激劑治療注意力不足／過動症是很安全的事。

治療注意力不足／過動症的藥物被設計成不同的藥效持續時間，我們稱之爲短效、中效、長效，根據藥物的作用時間長短而定。醫生和父母會聽你和老師的描述，根據你所需要的藥效時間，來決定哪種藥最適合你。

### 短效藥物

這些藥通常吃下去20分鐘後就開始作用，維持大約4個小時。如果在上學前或一大早吃藥，通常在午餐前效果就會退掉，醫生可能就會建議你午餐時間再吃一次藥。有時候會需要第三劑藥

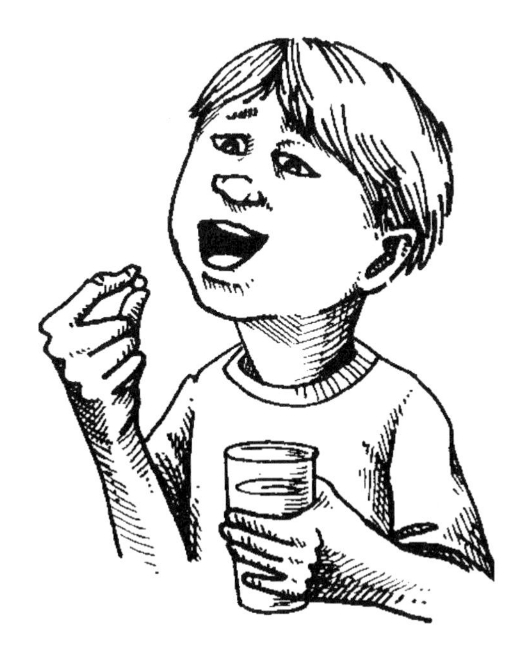

物，好幫助你專心寫功課或做些課後活動。最常見的短效藥物商品名包括Ritalin、Dexedrine、Adderall，都是刺激劑。

### 中效藥物

這類藥物持續時間稍長（可達6小時），通常只要早上吃一顆就可以撐到放學。如果放學後藥效消失，可能需要用**短效藥物**協助寫功課和做活動。中效藥物也是刺激劑，包括Ritalin SR、Metadate CD和Focalin。

### 長效藥物

長效藥物通常可以維持10到12小時的效果，只要每天早上一顆或一片，藥效就可以持續到晚上。治療注意力不足／過動症的長效刺激劑藥錠包括Concerta、Focalin XR、Vyvanse和Adderall XR。現在也有新的刺激劑型可以治療注意力不足／過動症，是皮膚貼片，叫做Daytrana。貼片一黏到皮膚上，就會透過皮膚釋放治療注意力不足／過動症的刺激劑。這種貼片可以黏在身上9個小時，但藥效會持續大約12小時。

也有些**非刺激劑**的長效藥物，在大腦的作用稍稍不同，但仍然能全天候協助控制注意力不足／過動症，最常用的叫做Strattera。

每年都會研發出新的藥物，有些效果更好、更持久。注意力不足／過動症無法被治癒，但是在多方協助之下可以控制得很好。藥物也是其中一種協助的方法。隨著時間過去，你的注意力不足／過動症症狀可能會逐漸進步，但是繼續和醫生合作還是很重要，這樣才能給你最好的治療，讓你的症狀一直在掌控中。

## 副作用

有時候藥物吃下去會讓人有特殊的感覺，這些問題就叫做副作用。常用於治療注意力不足／過動症的藥物中，有些會讓你覺得不容易餓；不是每個人都這麼覺得，不過若你有這種感覺，維持體重不減輕是很重要的。吃頓豐盛的早餐，午餐也要試著多少吃一點。你也可以在下午或晚上睡前吃些有營養的點心，補回早上不足的熱量。

有些小孩抱怨吃藥後有點胃痛，如果你有這個困擾，一定要告訴爸媽、醫生或老師。吃點鹹餅乾、喝杯水，通常這個感覺就會消失了。你也可以試著吃藥的時候不只喝一小口水，而是配一杯水，這樣可以預防胃痛。

服用刺激劑類的藥物時，應避免柑橘類水果或果汁（柳丁、葡萄柚、檸檬、或酸橙等），因爲這些水果會讓藥效變差。大部分的刺激劑類藥物在飯前或飯後吃都可以，效果不會差很多。

## 和醫生合作

記得把你吃藥之後的感覺告訴父母和醫生，這樣他們才能幫助你。服藥過程中要固定地看醫生做體檢，醫生會檢查你的身高、體重、**血壓**，必要時還會幫你抽血確定你身體健康而且正常地成長。

醫生是負責藥物的人，靠著密切追蹤你的進展，決定你需要在什麼時間吃多少藥。有些醫生會不斷調整藥量或改藥，直到找到對你最好的藥物爲止。一定要讓醫生知道藥物對你的效果怎麼樣，要敘述任何你注意到的感覺，而且要確定醫生聽到、也回應你所有的意見和疑問。

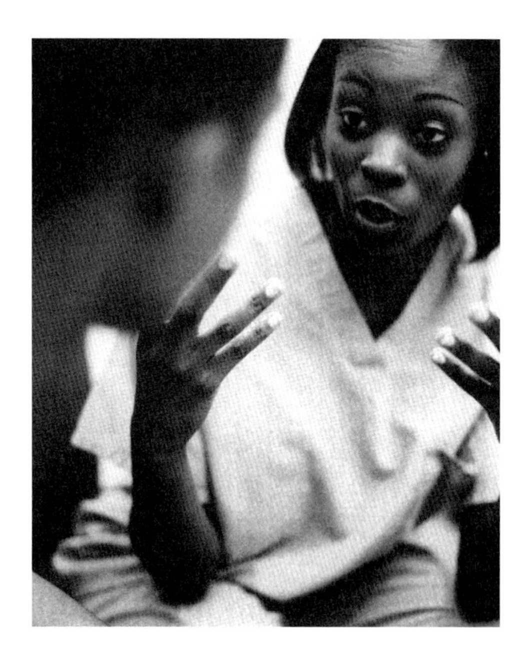

# 後　言

## 給患有注意力不足／過動症的男孩們和女孩們

透過閱讀本書以及學習到注意力不足／過動症究竟是什麼，你已經邁出一大步。我們希望現在你已經更知道該如何掌控你自己的生活以及如何踩剎車。

現在你可以運用這些知識來讓你的生活產生許多正向改變。記住，患有注意力不足／過動症並不能阻止你做你想要做的事情，只要努力並且相信你自己，你也可以成功。

只要你有需要，你就可以重新閱讀本書的任何段落，而在每一次的閱讀中，你會獲得更多想法來讓你的生活變得更容易、更正向。記住，雖然書中這些建議看似額外負擔，但是爲了讓家中及學校中的事情變得更好，它們眞的值得一試。

請鼓勵你生活中的重要人物（例如家人、老師、朋友和同學）也閱讀這本書，並且學習更多關於注意力不足／過動症以及你的一些事情。只要有需要，千萬不要害怕求助，有許多人會很願意幫助你。

跟你的父母、老師、醫生和治療師談談，以便更了解你自己的狀況。在你嘗試書中的一些意見時，請與他們一起合作，說不定你們會共同發現其他有效的點子。你眞的可以做改變並且有所改善。要有創意！只要有用，就可以運用！

你的注意力不足／過動症只是你身上其中一部分，只要努力學會控制它，你將會留下許多能量來享受生活的其他諸多部分。

祝福你！

——Patricia O. Quinn, M.D.

——Judith M. Stern, M.A.

國家圖書館出版品預行編目資料

注意力不足／過動症怎麼辦？：及時煞車，化解威脅／Patricia O. Quinn, Judith M. Stern著；Joe Lee繪圖；陳信昭, 王璇璣譯. --二版--. --臺北市：書泉出版社, 2023.08
面； 公分
譯自：Putting on the brakes:understanding and taking control of your ADD or ADHD
ISBN 978-986-451-328-4（平裝）
1.CST:過動症 2.CST:注意力缺失
3.CST:認知治療法 4.CST:通俗作品
415.9894 112008735

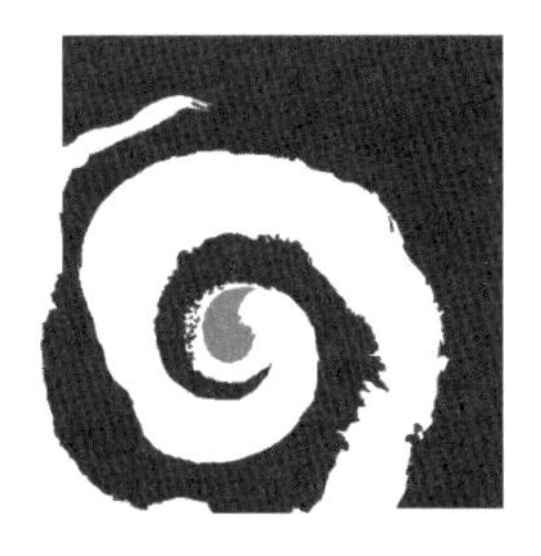

3IB9

# 注意力不足／過動症怎麼辦？
## 及時煞車，化解威脅

作　　者— Patricia O. Quinn, Judith M. Stern
繪　　者— Joe Lee
譯　　者— 陳信昭　王璇璣
發 行 人— 楊榮川
總 經 理— 楊士清
總 編 輯— 楊秀麗
副總編輯— 黃文瓊
責任編輯— 李敏華
封面設計— 陳亭瑋
出 版 者— 書泉出版社
地　　址：106臺北市大安區和平東路二段339號4樓
電　　話：(02)2705-5066　傳　　真：(02)2706-6100
網　　址：https://www.wunan.com.tw
電子郵件：shuchuan@shuchuan.com.tw
劃撥帳號：01303853
戶　　名：書泉出版社

總 經 銷：貿騰發賣股份有限公司
電　　話：(02)8227-5988　傳　　真：(02)8227-5989
網　　址：http://www.namode.com

法律顧問　林勝安律師

出版日期　2010年7月初版一刷（共六刷）
　　　　　2023年8月二版一刷
定　　價　新臺幣200元